DETOX

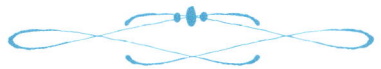

BILDNACHWEIS
iStockphoto.com: Seite 7, 25, 48, 49, 51, 73, 83, 85, 107, 121
fotolia.de: Seite 13, 15, 17, 19, 28, 31, 32, 34, 36, 40, 45, 46, 47, 53, 65, 69, 71, 79, 93
Kneipp-Verlag/Peter Barci: Seite 89, 97, 99, 101, 103, 105, 111, 115, 117, 123, 127, 129
Stefanie Golser: Autorenfoto Anja Haider-Wallner

ISBN: 978-3-7088-0648-8

IMPRESSUM
Copyright: Kneipp-Verlag GmbH und Co KG
1010 Wien, Lobkowitzplatz 1
www.kneippverlag.com
www.facebook.com/KneippverlagWien

Autorin: Anja Haider-Wallner
Lektorat: Mag. Waltraud Wetzlmair-Zechner
Cover und Grafik: Kerstin Kriks
Druck: Theiss GmbH, A-9431 St. Stefan
Printed in Austria

1. Auflage Februar 2015

ANJA HAIDER-WALLNER

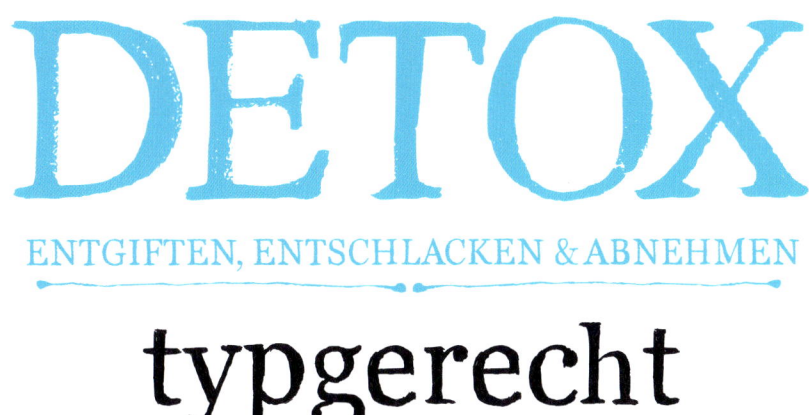

DETOX

ENTGIFTEN, ENTSCHLACKEN & ABNEHMEN

typgerecht

kneipp verlag
WIEN

INHALT

Zutaten und Rezepte sind mit Piktogrammen gekennzeichnet.

… **Für Libellen** besonders geeignet

… **Für Löwen** besonders geeignet

… **Für Pandas** besonders geeignet

… **Für Libellen** weniger geeignet

… **Für Löwen** weniger geeignet

… **Für Pandas** weniger geeignet

VORWORT

Wie schön, dass Sie sich für dieses außergewöhnliche Detox-Buch entschieden haben. Warum außergewöhnlich? Weil es bei der hier beschriebenen Detox-Kur zwar ums Entgiften, nicht aber darum geht, dass Sie leiden, sich kasteien und sich jeglichen Genuss verbieten müssen. Ganz im Gegenteil, denn auf Dauer kann das nicht funktionieren.

Wer am eigenen Leib und in seiner Seele spürt, wie gut sich die aufs eigene Wesen abgestimmte Ernährungs- und Lebensweise anfühlt, wie viel mehr Energie und Lebensfreude sich ausbreiten und wie köstlich die bunten Speisen schmecken, der kann gar nicht anders, als diesem Weg zu folgen. Selbst wenn einmal eine Schokoladentorte oder ein Schweinebraten gegessen, ein Gläschen Wein zu viel getrunken wird, ist es auch gut. Sie erfahren, was zu tun ist und wie Ihr Körper auch nach einer längeren Zeit der Völlerei wieder in Balance gebracht werden kann.

Dies ist kein Ayurveda-Buch und doch ist es in Anlehnung an die alte Weisheit aus Indien und in tiefer Dankbarkeit für das erhaltene Wissen geschrieben. Sie werden hier keine Sanskritbegriffe finden, sondern für uns Europäerinnen und Europäer gut verständliche Analogien. Ich habe versucht, das alte ayurvedische Wissen unserer westlichen Lebensweise und unseren individuellen Bedürfnissen anzupassen. Ich habe den Stress für Hilfesuchende, alles „richtig" machen zu müssen, durch Freude, Lust und Leichtigkeit im Umgang mit ayurvedischen Prinzipien ersetzt.

Ich ermuntere Sie, den Geschmack der Nahrungsmittel, die Sie zu sich nehmen, zu erforschen. Die Rezepte sind offen gehalten und in verschiedenen Variationen zuzubereiten. Es ist mir eine Freude, den Mut und die Lust zum Experimentieren in Ihnen zu wecken!
Ich lade Sie ein, die Informationen aus diesem Buch für und vor allem an sich selbst zu überprüfen; die Informationen über Ihren persönlichen Typ und den Detox-Prozess geben Ihnen die Sicherheit dazu.

Sie sind Expertin/Experte für Ihr einzigartiges Körper-Geist-Seele-Wesen. Sie wissen und fühlen, was Sie gesund und glücklich macht – und das ist das Entscheidende!

Viel Freude und Genuss dabei!

Anja Haider-Wallner

Warum überhaupt DETOX?

Detox ist in. Der Begriff findet sich auf Tee-Packungen, in Klatschgazetten – oft in Zusammenhang mit den Namen von Hollywoodstars – und auf den Titelseiten von Zeitschriften und Büchern wie dem vorliegenden. Der Trend zu Detox schwappt nun aus dem angloamerikanischen Raum zu uns nach Europa, obwohl der Begriff schon sehr alt ist und wie so viele Fachausdrücke ursprünglich aus dem Lateinischen stammt. Heute wird er als Synonym für Entgiftung bzw. Entschlackung verwendet.

Wir leben in einer Zeit, wie sie so zuvor in der Geschichte der Menschheit noch nie dagewesen ist – außer vielleicht für einige wenige „auserwählte" Adelige und spirituelle Würdenträger. Es herrscht ein Überangebot an Nahrung bei gleichzeitig wenig körperlicher Aktivität. Darauf sind unsere Körpersysteme nicht vorbereitet. In den Anfängen der Menschheit war es jedoch überlebenswichtig, von süßer, gehaltvoller und fetter Nahrung so viel wie möglich zu sich zu nehmen, wenn diese verfügbar war. Auch in unserer wohlstandsverwöhnten Welt sind diese Urtriebe noch wirksam, und wir essen gerne einmal über den Hunger hinaus. Der körperliche Ausgleich zum vielfach zu üppigen Essen fehlt jedoch häufig.

In früheren Zeiten folgten manchmal Wochen oder Monate mit karger und wenig Verpflegung auf Zeiten der Fülle, bei gleichzeitig schwerer körperlicher Arbeit und der Notwendigkeit, große Wegstrecken zu Fuß zu bewältigen. Gab es vor 3000 Jahren wetterbedingte Ernteausfälle in einer Region, konnten nicht per Flugzeug, Schiff oder Lkw schnell Überschüsse aus weit entfernten Ländern herbeigeschafft werden. Die Menschen mussten Hungerstrecken überdauern – in Maßen war das für den Körper gut. Er hatte Zeit, zum Reinigen und Regenerieren.

Diese Zusammenhänge waren den spirituellen Führern aller Völker wohl bekannt. Denn in fast allen Traditionen gibt es Fastenzeiten und Fastenrituale. Einerseits soll der Verzicht den Geist reinigen, andererseits soll er die Gesundheit fördern.

Immer weniger Menschen folgen den althergebrachten Traditionen, deren größerer Zusammenhang zum Teil verloren gegangen ist. Um der Detox-Kur, die in diesem Buch beschrieben wird, Sinn zu verleihen, gibt es einige vorangehende Informationen, die die Zusammenhänge erläutern und Verständnis hervorrufen sollen.

TYPGERECHT – eine animalische Vorstellrunde

Ist Ihnen schon aufgefallen, wie unterschiedlich allein die Menschen in Ihrem näheren Umfeld gestrickt sind? Einige kommen morgens nur schwer aus dem Bett und bringen bis mittags keinen Bissen hinunter. Andere können Berge von Essen verdrücken, ohne auch nur ein Gramm zuzunehmen. Und wenn sie hungrig sind und nichts zu essen bekommen, werden sie mürrisch und gereizt. Wieder andere sind sehr wechselhaft unterwegs, Feingeister, die vor Kreativität nur so strotzen und manchmal aufs Essen vergessen. Können Sie sich angesichts der Unterschiede, die Sie sich nun bewusst gemacht haben, vorstellen, dass für alle Menschen dieselben Ernährungsregeln gelten können? **Jede/Jeder** muss frühstücken, 5-mal am Tag Obst und Gemüse essen, 2 Liter pro Tag trinken, viel Milch und Käse essen und unbedingt Joghurt ... Diese und unzählige andere über Medien und Werbung verbreitete Regeln sind nicht grundsätzlich richtig oder falsch. Sie treffen eben nur **nicht auf jede/jeden** zu!

Schon vor Tausenden Jahren ist es Weisen in Indien gelungen, aus diesen Unterschieden Gemeinsamkeiten abzuleiten, und sie haben zum besseren Verständnis 3 verschiedene Energietypen definiert. Ähnliches finden wir in vielen Kulturen: Die „Säftelehre" hat ausgehend von den alten Griechen lange Zeit die europäische Medizin beherrscht. In der modernen Medizin beginnt man, die Bedeutung der Besiedelung des Dickdarms mit Bakterien zu erforschen. Auch hier scheinen sich 3 Besiedelungstypen analog zu den ayurvedischen Energietypen herauszukristallisieren.

Das Wissen über diese Energietypen ist hilfreich, wenn wir uns selbst und andere besser kennenlernen wollen, und es unterstützt uns dabei, unser Körper-Geist-Seele-System in den verschiedensten Lebens- und Wetterkapriolen im Gleichgewicht zu halten. Es hilft uns auch, im Detox-Prozess möglichen Nebenerscheinungen vorzubeugen und/oder gezielt darauf zu reagieren.

WELCHER ENERGIETYP SIND SIE?

Im Folgenden stelle ich Ihnen die 3 Energietypen anhand tierischer Analogien vor. Die Analogien habe ich ursprünglich für einen ayurvedischen Kinderkochkurs entwickelt und daran so großen Gefallen gefunden, dass ich sie seither in all meinen Kursen mit Erfolg verwende. Sie finden sich sicher in der einen oder anderen Beschreibung wieder und vielleicht müssen Sie da oder dort ein wenig schmunzeln. Doch zuvor ersuche ich Sie, einen kurzen Test auszufüllen. Offen und ehrlich aus Ihrem Bauchgefühl heraus. Empfehlenswert ist es auch, eine gute Freundin/einen guten Freund oder die Partnerin/den Partner hinzuzuziehen. Nahestehende Personen kennen uns manchmal besser als wir uns selbst.

Bitte beachten Sie:

· Jeder Mensch wie überhaupt die gesamte Natur trägt alle 3 Bioenergien in sich, in unterschiedlichen, veränderlichen Anteilen.

· Ihre Konstitution haben Ihnen Ihre Eltern mitgegeben. Sie wird und wurde durch viele äußere Gegebenheiten wie Lebensbedingungen beeinflusst.

· Es ist nicht das Ziel, eine „ausgewogene Konstitution" (= gleiche Punktezahl in allen 3 Spalten) zu erreichen, wiewohl diese für eine sehr stabile Gesundheit steht. Sie ist eher selten zu finden.

· Kreuzen Sie einfach die Eigenschaften an, die für Sie am stimmigsten sind. Sie können auch in 2 Spalten Kreuzchen setzen. Wenn ein Wort in einer Spalte für Sie gar nicht passt, die anderen jedoch schon, dann setzen Sie Ihr Kreuzchen dennoch.

· Zählen Sie am Schluss alle Kreuzchen pro Spalte zusammen und lesen Sie weiter.

Wie ist Ihr **Körperbau**?	◯ leicht und zierlich (dünn) bzw. besonders groß/klein	◯ mittelschwer, muskulös	◯ schwer und kräftig, untersetzt
Wie sind Ihre **Gelenke**?	◯ sehr zart, knacksen leicht	◯ mittel, Neigung zu Entzündungen	◯ breit
Wie ist Ihre **Haut**?	◯ Haut ist rissig, trocken, spröde, eher dünnhäutig, Altersflecken	◯ empfindliche Haut, Mischhaut (warm, weich, ölig)	◯ Hautbild ist eher fettig; dicke Haut, kühl
Welche **Hautfarbe** haben Sie?	◯ dunkel	◯ leicht rötlich (hell, gelblich), ev. Sommersprossen	◯ eher hell (blass)
Wie sind Ihre **Haare**?	◯ trocken, spröde, mit leichter Naturkrause	◯ blond bis rötlich, frühes Ergrauen oder starker Haarausfall	◯ kräftig, leicht fettig, gewellt
Wie sind Ihre **Nägel**?	◯ spröde, Längsrillen	◯ rosa, fest	◯ hell, weißer Rand, sehr hart
Wie sind Ihre **Zähne**?	◯ unregelmäßig	◯ Karies, gelblich	◯ weiß, regelmäßig, groß
Wie ist Ihre **Zunge**?	◯ schmal, spitz, rissig	◯ mittelbreit, Zahneindrücke, gelblicher Belag	◯ breit, weißer Belag
Wie sind Ihre **Augen**?	◯ klein, trocken, kurze Wimpern	◯ scharfer, stechender Blick, kurzsichtig, gerötet	◯ groß, wässrig
Wie ist Ihre **Figur**?	◯ mager, kann schlecht zunehmen	◯ wohlproportioniert, nehme zwischendurch 1 bis 2 kg zu und ab	◯ Neigung zu Übergewicht, kann schwer abnehmen
Wie ist Ihr **Appetit**?	◯ kleine, häufige Mahlzeiten; unregelmäßig	◯ sehr hungrig; unleidlich, wenn kein Essen verfügbar ist	◯ wenig Hunger, viel Appetit, esse gerne
Welche **Nahrung** bevorzugen Sie?	◯ warme und milde Speisen, Süßes	◯ wohlschmeckende, gut gewürzte, aber nicht zu heiße Speisen, kann auch nur kalt essen	◯ warme, scharf gewürzte Speisen
Wie ist Ihr **Stuhlgang**?	◯ unregelmäßig, trocken	◯ 1- bis 2-mal täglich, Neigung zu Durchfall	◯ regelmäßig, eher langsame Verdauung
Wie ist Ihre **Menstruation**?	◯ unregelmäßig, geringer Blutfluss, Krämpfe	◯ kürzerer Zyklus, stark blutend, von Durchfall begleitet, Hitzewallungen, Gereiztheit	◯ Wassereinlagerungen, Müdigkeit

Wie vertragen Sie die **Sonne**?	○ mag Hitze und Sonne, schwitze kaum	○ leide unter Hitze, schwitze stark (Geruch)	○ vertrage Sonne und Hitze ganz gut, mäßiges Schwitzen
Welche **Wetterlage** mögen Sie nicht?	○ kaltes, trockenes, windiges Wetter, Wetterwechsel (Kopfschmerzen …)	○ heißes Wetter (Hundstage)	○ feuchtes, kaltes Wetter (Schnupfen, Husten …)
Wie ist Ihr **Schlaf**?	○ leicht, oftmaliges Aufwachen	○ schwitze nachts, Zähneknirschen	○ lang und tief
Welche **Träume** haben Sie?	○ laufen, fallen, viel Bewegung	○ feurig, abenteuerlich, dynamisch	○ wässrig, dahinplätschernd, endlose Handlungslosigkeit
Wie ist Ihre **Sprache**?	○ rede schnell und viel	○ ein guter Redner, scharf und schneidig	○ Sprechen fällt oft schwer, eher wortkarg, langsam und monoton
Wie ist Ihr **Gedächtnis**?	○ gutes Kurzzeitgedächtnis, vergisst schnell	○ allgemein gutes Gedächtnis	○ gutes Langzeitgedächtnis, nachtragend
Wie ist Ihr **Arbeitsstil**?	○ arbeite schnell, gute Auffassungsgabe	○ mittelschnell	○ langsam und geduldig
Wie reagieren Sie bei **Stress**?	○ nervös und aufgeregt (innerlich)	○ zornig und gereizt (auf andere bezogen)	○ kann so schnell nichts aus der Ruhe bringen (Fels in der Brandung)
Wie ist es um Ihre **Energie** bestellt?	○ wechselhaft in der Leistungsfähigkeit	○ Energiepegel ist immer hoch	○ Energie ist beständig (ausdauernd)
Wie ist Ihr **Temperament**?	○ lebhaft und sprunghaft	○ entschlossen und temperamentvoll	○ eher gelassen
Wie ist Ihre **Stimmung**?	○ wechselt leicht (ängstlich und unsicher)	○ Gefühle sind intensiv (aggressiv und reizbar)	○ eher ausgeglichen (ruhig und lethargisch)
PUNKTEANZAHL:			

LIBELLE

Luft und Äther

Bewegung

Kalt, trocken, unregelmäßig

Ausgleichend:

Ruhe, Schlaf

warmes Essen

Getränke

Kleidung

Feuchtigkeit, Öl

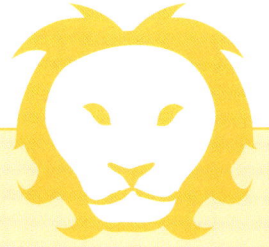

LÖWE

Feuer und Wasser

Stoffwechsel, Veränderung

Heiß, feucht, gerötet

Ausgleichend:

Kühlende

Speisen und Getränke

Entspannung

Ghee …

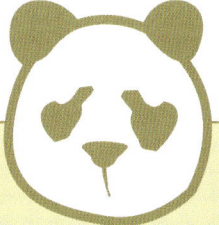

PANDA

Wasser und Erde

Stabilität

Kalt, feucht, fettig

Ausgleichend:

Warmes und

scharfes Essen

Bewegung

wenige Mahlzeiten

Fasten

Wie ist Ihre Punktezahl im Moment gewichtet? Sind Sie eher Libelle, Löwe oder Panda? Oder eine Mischung aus 2 oder gar allen 3 Energietypen? Und was bedeutet das?

Eines noch vorweg: Es gibt keine Bewertung von Libelle, Löwe oder Panda. Keine Konstitution ist besser oder schlechter als die andere. Ist die Sonne besser als der Regen? Nein. Beide sind nötig, damit Leben auf diesem Planeten möglich ist. Jede Zusammensetzung ist einzigartig und besonders!

Die Betrachtung der eigenen Konstitution ist wichtig im Sinne von Balance und Wohlbefinden. Zu welcher Jahreszeit oder Lebenssituation muss ich besonders sorgsam mit mir umgehen, um gesund und kraftvoll zu bleiben? Wo ist ein Ungleichgewicht da und mithilfe welcher Maßnahmen kann ich es beheben? Im Normalfall sind die Maßnahmen naheliegend und unser Körper-Geist-Seele-System ist auf Ausgleich programmiert: Wenn uns kalt ist, ziehen wir uns etwas Warmes an. Wenn wir müde sind, ruhen wir uns aus oder gehen zu Bett. Wenn wir durstig sind, trinken wir Wasser. Im Alltag kommt es häufig vor, dass wir unsere Bedürfnisse nicht befrieden und langsam verlernen, auf die Stimme des Körpers zu hören, zum Beispiel:

- Ich habe keine Zeit für eine Pause – ich muss arbeiten.

- Ich habe ein teures Kleid gekauft, da kann ich keine Jacke drüberziehen.

- In der Zeitung habe ich gelesen, dass Joghurt schlank macht. Also esse ich es täglich zum Abendessen, obwohl es mir nicht schmeckt.

So entsteht heimlich still und leise ein Ungleichgewicht und wir trauen Medien, Freundinnen/Freunden und Familie etc. eher als unserem eigenen Körpergefühl. Und genau hier kann uns die alte ayurvedische Lebensweise behilflich sein, um wieder in Kontakt zu kommen mit den eigenen Bedürfnissen und mit dieser leisen inneren Stimme, die weiß, was jetzt gerade gut für uns ist! Also bitte prüfen Sie alles, was Sie auf den nächsten Seiten lesen, ob es für Sie „stimmig" ist. Schließen Sie die Augen und achten Sie auf Ihr Bauchgefühl. Fühlt sich der Bauch wohl, z. B. beim Gedanken daran, zukünftig aufs Frühstück zu verzichten, oder eher unwohl, als hätten Sie zu viel Süßes gegessen?

Diesen Bauchgefühltest können Sie jederzeit und überall machen. Beim Lesen einer Speisekarte, beim Einkaufen, bei der Urlaubsplanung ... es ist eine spannende Reise, ein ganzes Leben lang.

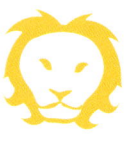

DIE ENERGIETYPEN IM DETAIL

Viele der Begriffe und Analogien, die in diesem Buch verwendet werden, stammen aus einer Zeit, in der die Menschen noch sehr eng mit der Natur verbunden lebten und von ihr abhängig waren. Heute ist das nicht mehr so, dennoch verstehen wir die einfache Sprache der Natur und kennen die Empfindungen, die die Elemente Luft, Wasser, Feuer, Erde auslösen. Wenn Sie beim Test in 2 oder gar in allen 3 Spalten annähernd die gleiche Punktezahl erreicht haben, dann gelten jeweils beide bzw. alle 3 Beschreibungen für Sie. Je nach individuellen Befindlichkeitsstörungen oder der Tages- bzw. Jahreszeit können Sie die ausgleichenden Maßnahmen ausprobieren und Ihre Reaktion beobachten.

Die Anordnung der Beschreibungen ist nach zunehmender Dichte – von leicht zu schwer – und nach abnehmender Geschwindigkeit – von schnell zu langsam – gewählt. Die Beschreibungen sind nicht wertend gemeint und erheben keinen Anspruch auf Vollständigkeit. Es soll ein inneres Bild entstehen, das es Ihnen erleichtert, die einzelnen Energietypen aufzuspüren. Bedenken Sie, dass es keine reinen Libellen, Löwen und Pandas gibt, sondern dass diese Energien in uns allen in unterschiedlichen Gewichtungen vorhanden sind.

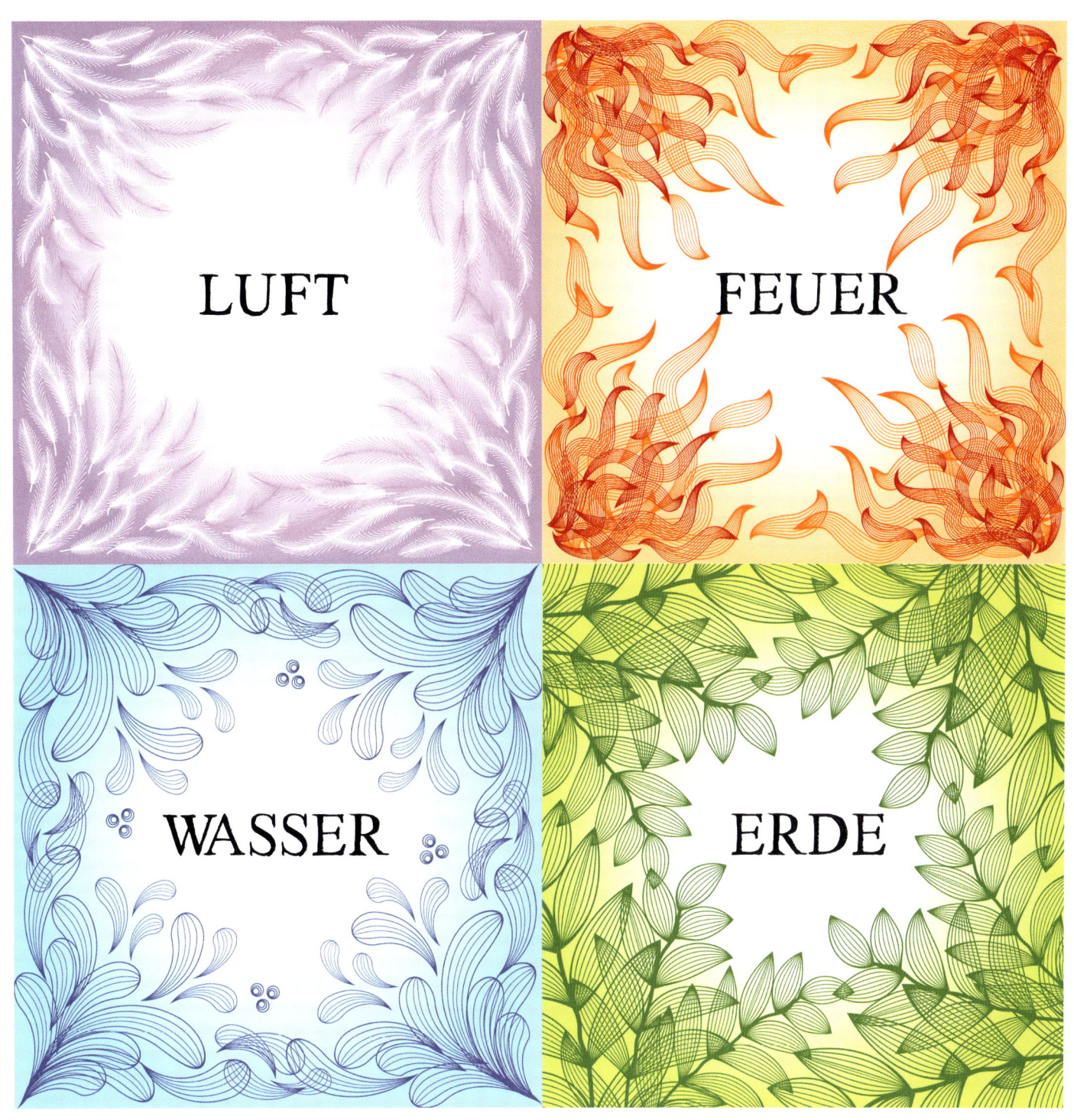

Die LIBELLE – ein zartes Wesen

Menschen mit viel Libellen-Energie – im Ayurveda Vata (Sanskrit) genannt – sind feinsinnige und feingliedrige Menschen. Sie sind geistig und häufig auch körperlich sehr beweglich und schnell. Begeisterung schwillt an – es ist viel Energie da. Doch ebenso schnell wie sie gekommen ist, kann sie auch wieder entschwunden sein, die Begeisterung für neue Ideen, Aufgaben, Menschen. Wie ein Blättchen im Wind. Und damit wären wir auch schon beim Stichwort: Libellen sind Luft-/Wind-/Raumwesen. Aus dieser Analogie können wir die wesentlichsten Eigenschaften ableiten:

• Leichtigkeit (wenig Substanz)

Libellen können oft essen, was sie wollen, und nehmen nicht zu. Sie haben einen eher zarten Knochenbau und sind entweder sehr groß oder sehr klein. Libellen sind sehr empfänglich für feinstoffliche Informationen, sie fühlen sehr intensiv mit anderen, leiden aber auch besonders unter Elektrosmog und Erdstrahlen.
Folgende umgangssprachliche Ausdrücke deuten auf Libellen-Energie hin: Das ist ein Luftikus; über den Wolken; himmelhochjauchzend – zu Tode betrübt; sie/ihn bringt nichts auf den Boden/die Erde; sie/er ist ein Feingeist u.v.m.

• Beweglichkeit und Schnelligkeit

Wie der Wind die herabfallenden Blätter im Herbst von hier nach da weht, so fühlen sich auch Libellen manchmal von den Winden des Lebens bewegt. Zittern und unruhige fahrige Bewegungen können ein Ungleichgewicht ausdrücken. Die geistige Beweglichkeit zeigt sich in einer unerschöpflichen Kreativität und einem beständigen Gedankenfluss zu diesem und jenem. Schnell wechseln sie zwischen manchmal für Gesprächspartnerinnen und -partner unzusammenhängenden Themen hin und her und hängen ihre Mitmenschen ab.

• Trockenheit

Der Wind trocknet die Straße nach einem Regen und die Wäsche auf der Leine. Libellen neigen zu trockener Haut, zu trockenen Haaren und Nägeln. Libellen, die nicht gut auf sich schauen und womöglich noch rauchen (austrocknend), altern schneller als andere. Sie reagieren besonders gut auf ayurvedische Verjüngungsmaßnahmen und profitieren im Alter davon.

• Kühle

Wenn der Wind geht, fröstelt uns. Wenn wir einen „Zug erwischen", werden wir steif und unbeweglich. Auch hier lassen sich aus der Analogie Eigenschaften von Libellen ableiten: Sie neigen zu kalten Händen und Füßen sowie zu Steifigkeit in den Gelenken.

• Zugeordnete Sinne und Organe:
  Gehör, Nervensystem, Atmen, Leerräume

Gerade in unserer Zeit mit allgegenwärtiger Zwangsbeschallung und Schnelllebigkeit geraten Libellen leicht aus dem Gleichgewicht. Unannehmlichkeiten wie Schlafstörungen, Nervosität, Kopf- und Gelenkschmerzen, labiles Immunsystem, Verdauungsstörungen können auftreten. Nach Ayurveda beginnt jede Krankheit mit einem Libellen-Ungleichgewicht. Wie können Sie dem begegnen? Einfach mit dem Gegenteil für Ausgleich sorgen!

• Ruhe und Langsamkeit

Für Libellen ist es besonders wichtig, auf ihre Ressourcen zu achten und sofort auf aufkommende Müdigkeit zu reagieren, um nicht in Erschöpfung abzudriften. Also regelmäßig Beine hochlagern, entspannende Musik hören oder sich dem Vogelgezwitscher hingeben. Mittagsschläfchen (Powernappings) sind auch herzlich empfohlen. Ausreichend regelmäßiger Schlaf wirkt heilsam. Entspannungssportarten wie Yoga und Qigong sorgen für wohltuende körperliche Stärkung.

Sich bei allen Tätigkeiten auf Achtsamkeit zu konzentrieren und damit auch in eine neue Langsamkeit zu finden, ist für Libellen besonders wichtig und hilft dabei, ihrer Vergesslichkeit Einhalt zu gebieten. Üben Sie das bei einfachen Hausarbeiten – es ist eine Frage von Gewohnheit! Libellen tun auch gut daran, keine elektronischen Geräte in Schlaf- und Ruheräumen zu haben, sich über Netzfreischaltung und Erdstrahlen zu informieren und eventuell entsprechende Maßnahmen zu setzen. Auch auf Umweltgifte reagieren Libellen schneller als andere Typen. Bioprodukte und schadstoffarme Einrichtung bzw. Räume sind besonders empfohlen.

• Regelmäßigkeit und Rhythmus

Dies sind weitere wesentliche Maßnahmen, damit sich Libellen wohlfühlen können. Regelmäßige Mahlzeiten, Rituale z. B. nach dem Aufstehen, dem Essen, vor dem Schlafengehen, Urlaube und Auszeiten alle paar Wochen bzw. Monate stabilisieren die doch recht wechselhafte Energie von Libellen.

• Öl und Feuchtigkeit

Gerade Libellen dürfen reichlich Fettes essen – wichtig ist dabei, auf das Verdauungsfeuer zu achten (Seite 25). Das stabilisiert das Nervensystem und gemeinsam mit süßem, saurem und salzigem Geschmack erdet es die luftigen Libellen. Um den Körper mit Flüssigkeit zu versorgen, helfen stark verdünnte, naturbelassene Fruchtsäfte oder ein Elektrolytgetränk (eine Prise Salz, etwas Agavendicksaft, ein paar Tropfen Zitronensaft auf 500 Milliliter Wasser aufgießen). Doch nicht nur von innen, auch von außen tun Öl und Feuchtigkeit gut: Warme Ölmassagen und ein Dampfbad gleichen aus, ein Stirnguss mit warmem Öl beruhigt die Nerven und bringt die Gedanken zum Schweigen.

• Wärme

Warme Kleidung aus natürlichen Materialien wie Wolle oder Seide hüllt den Körper ein und sorgt für Geborgenheit. Warme Speisen und Getränke wärmen von innen, schüren das bei Libellen häufig unregelmäßig brennende Verdauungsfeuer und sorgen für ein gutes Bauchgefühl. Warme Decken sorgen für Erholung während Ruhepausen und in der Nacht.

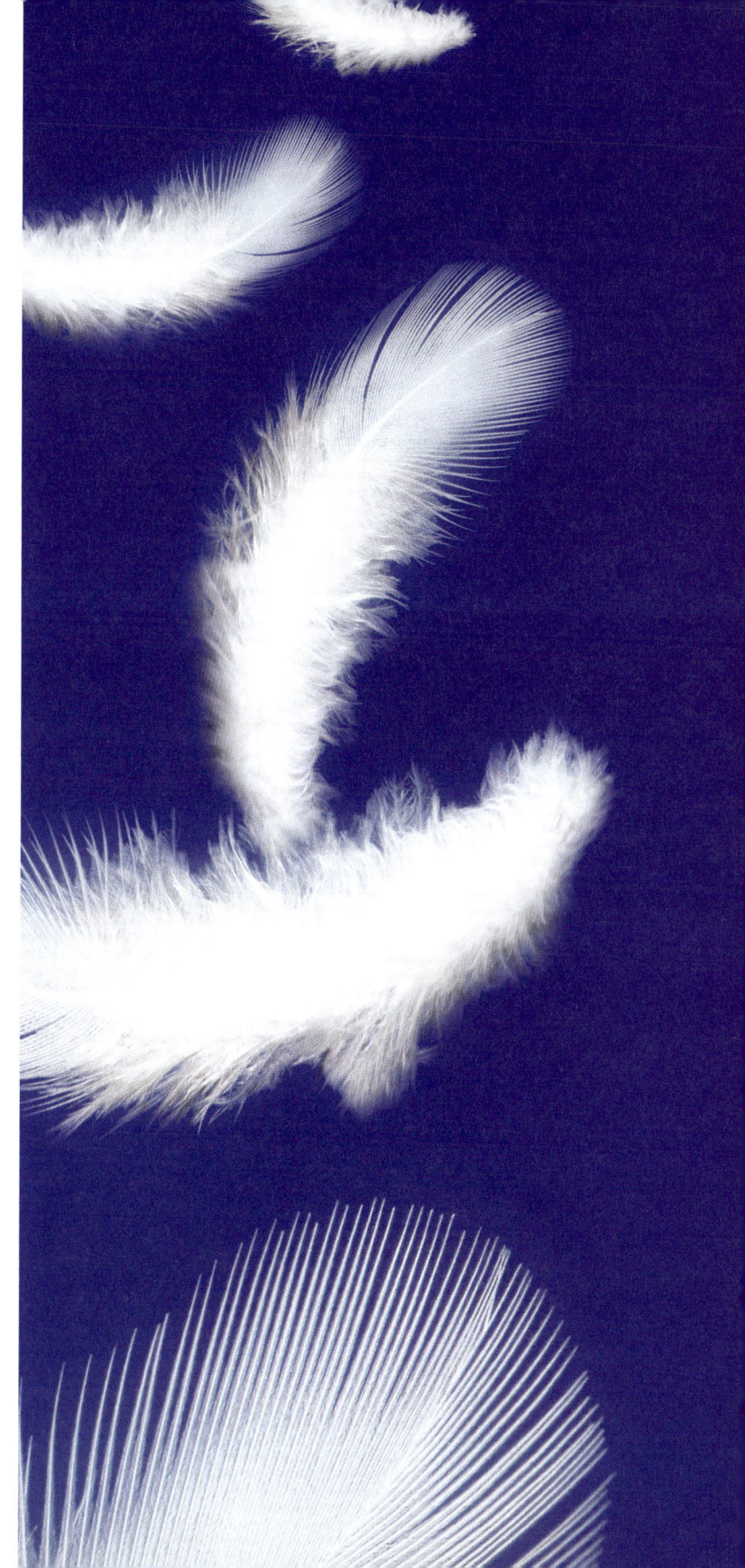

Majestätische LÖWEN

Menschen mit dominanter Löwen-Energie – im Ayurveda Pitta (Sanskrit) genannt – sind feurige, leidenschaftliche Wesen. Sie verfügen über einen klaren Blick, starke Durchsetzungskraft und inneres Feuer – womit wir bei den vorherrschenden Elementen sind: Feuer mit Wasser. Löwen setzen sich durch, setzen ihre Ideen um und wissen meist sehr genau, was sie wollen. Sie sind die Herrscher und Management-Typen. Mit Löwen legt man sich besser nicht an, es sei denn, man weiß sie mit geeigneten Maßnahmen zu zähmen.

Eigenschaften von Löwen:

• Transformation

Feuer ist das Element der Veränderungsprozesse: Holz wird im Feuer zu Asche, dabei werden Wärme, Licht und Energie freigesetzt. Wenn es nicht begrenzt wird, gerät Feuer manchmal außer Kontrolle und legt als Waldbrand ganze Landstriche in Asche. Löwen verfügen über die Eigenschaft, weitreichende Veränderungen in der Welt zu bewirken.

• Hitze – Brennen – Schärfe – Säure

Für Löwen gibt es besonders viele zutreffende Sprichwörter in der deutschen Sprache: Sie sind heißblütig; gehen sprichwörtlich in die Luft; haben einen scharfen Blick; brennen für etwas; gehen durchs Feuer; es läuft ihnen eine Laus über die Leber; sie spucken Gift und Galle; sind Hitzköpfe; sauer u.v.m.
Die Qualitäten zeigen sich jedoch nicht nur im Charakter, sondern bei Ungleichgewicht auch in den körperlichen Schwachstellen: Löwen neigen zu EntZÜNDungen, Rötungen, frühzeitigem Ergrauen oder Glatzenbildung aufgrund des heißen Kopfes und zu brennenden Durchfällen.

Wenn es zu sehr brennt und ein Ausgleich über lange Zeit vernachlässigt wird, dann werden Löwen mitunter auch zur Ruhe gezwungen. Sie sind ausgebrannt. Im Burn-out.
Ihr Verdauungsfeuer brennt grundsätzlich gut – Löwen sind sehr hungrig und können große Mengen verspeisen. Ist mittags keine Zeit zum Essen oder nichts Essbares verfügbar, werden sie unleidlich und übel gelaunt.

• Durchdringende Dynamik und Stärke

Löwen haben häufig einen athletischen Körperbau und Freude an sportlicher Betätigung und daran, sich mit anderen im Wettbewerb zu messen. Sie sind überhaupt sehr ehrgeizig und sollten achtsam sein, beim Erreichen ihrer Ziele nicht über Leichen zu gehen oder die eigenen Ressourcen überzustrapazieren. Wenn Löwen für etwas brennen, brauchen sie Grenzen, damit ihre Kraft nicht außer Kontrolle gerät. Dann schaden sie sich nämlich entweder selbst, indem sie ausbrennen, oder anderen, die schlichtweg von der übers Ziel schießenden Energie hinweggefegt werden.
Unter Löwen finden wir häufig gute und überzeugende Rednerinnen und Redner, sie sind die geborenen Führungspersönlichkeiten und Machtmenschen.

Manche Löwen suchen gezielt Gefahr, Reize und Nervenkitzel. Sie spekulieren und setzen hoch. Hier gilt es, das rechte Maß zu finden. Und last but not least: Unter den Löwen finden wir besonders leidenschaftliche Liebhaberinnen und Liebhaber – heißblütig und glühend.

• Zugeordneter Sinn und Organsysteme:
  Sehen/Augen, Verdauung, Blutkreislauf

• Kühlendes und Befeuchtendes

Wie für Libellen gilt auch für Löwen, mit dem Gegenteil für Ausgleich zu sorgen: Süßes Obst, Smoothies, Fruchtsäfte und Limonaden helfen gegen den oft unstillbaren Durst von Löwen. Die hochkochenden Gefühle und leicht reizbare Leber werden durch bittere Kräutertees und Auszüge beruhigt. Deren häufiger Einsatz im Alltag sorgt für schöne Haut und beugt Haarausfall und frühzeitigem Ergrauen vor. Aloe-vera-Saft und Wasser aus grünen Kokosnüssen sind Lebenselixiere in der heißen Jahreszeit. Hier empfiehlt es sich, in kühleren Regionen zu urlauben. Der Lohn ist eine ausgeglichenere Stimmung und Wohlbefinden.

Löwen neigen zu Übersäuerung, die durch eine ausgewogene, mineralstoffreiche Ernährung kompensiert werden kann. Ergänzend können immer wieder natürliche Calcium-Magnesium-Präparate eingenommen werden, vor allem in Phasen von viel Stress und/oder Sport.

Bewegung machen Löwen im Regelfall gerne, sie sollten jedoch Übertreibung vermeiden. Moderates Laufen im Grünen, besonders im Wald, wirkt heilsam für die aufkochenden Gefühle und bringt den Kopf zur Ruhe.

• Meditation und Co

Yoga, Qigong, Tai Chi – all diese meditativen Bewegungsformen, bei denen sich der Geist zentrieren kann und Atmung und Bewegung aufeinander abgestimmt sind, gleichen übermotivierte Löwen aus. Herzenswärme und Mitgefühl werden in Meditationen gepflegt und tragen dazu bei, dass Löwen im (Berufs-)Alltag nicht über Leichen gehen.

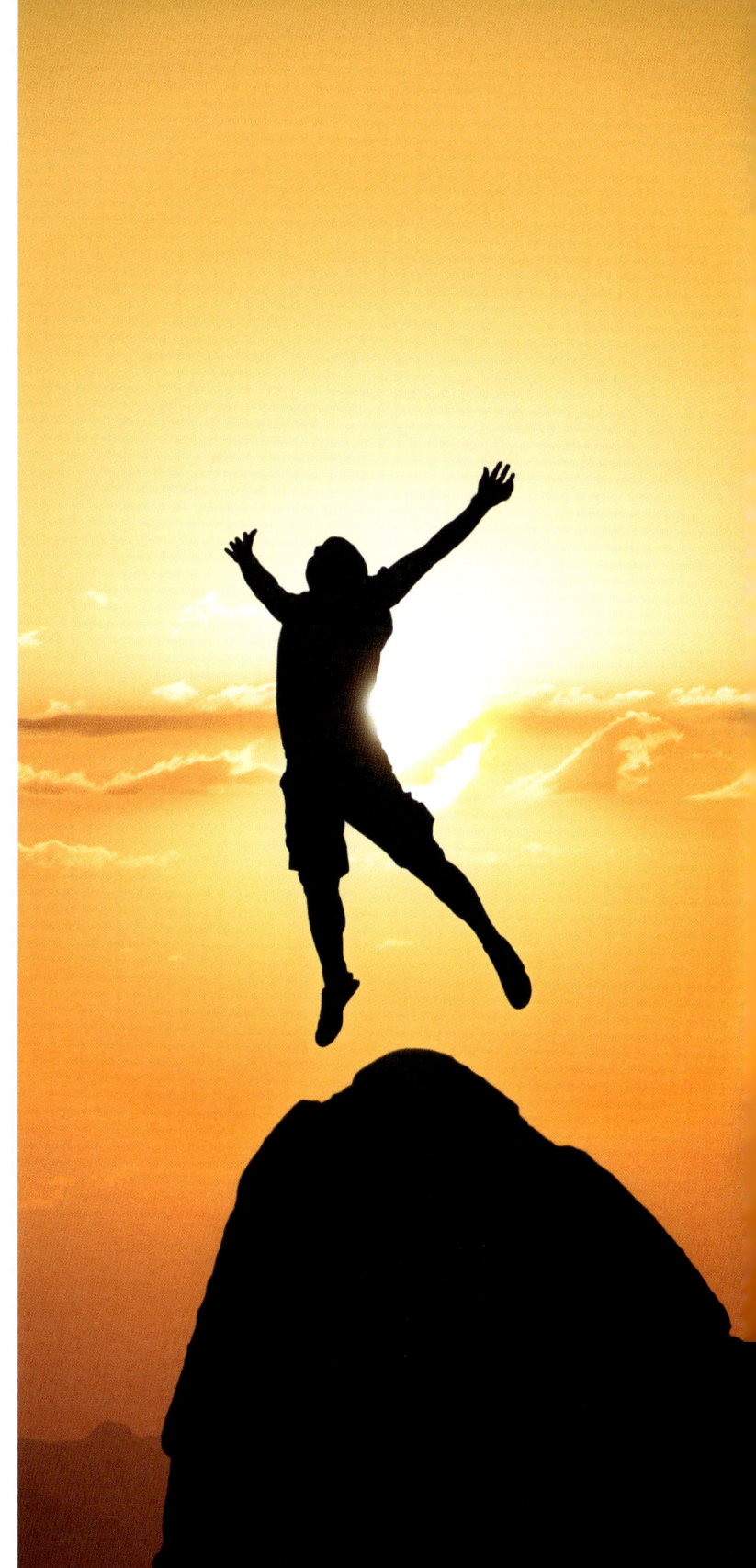

Gemütliche PANDA-BÄREN

Menschen mit überwiegend Panda-Energie – im Ayurveda Kapha (Sanskrit) genannt – sind gemütliche Zeitgenossen. Nichts kann sie so schnell aus der Ruhe bringen. Sie gehen gemächlich durchs Leben und genießen es. Mit beiden Beinen stehen sie fest auf der Erde, die neben dem Wasser das vorherrschende Element ist. Pandas mögen ihre gewohnte Umgebung, sie arbeiten genau und haben viel Geduld. Mütterlichkeit und nährende Eigenschaften werden ihnen zugeschrieben, sie sind stille Genießer.

Wenn Sie bei den Libellen nachlesen, werden Sie feststellen, dass die Eigenschaften oft gegengleich sind.

• Stabilität und Trägheit

Pandas stehen, wie der sprichwörtliche Fels in der Brandung steht. Er ist unverwüstlich, sicher, verwurzelt. Ihn zu bewegen, braucht einen hohen Energieeinsatz.

Pandas neigen zu dem, was im Volksmund gerne als „schwere Knochen" bezeichnet wird. Sie sind im Ganzen einfach kompakter und schwerer als Libellen und auch als die muskulösen Löwen. Viel leichter setzen sie Gewicht an und viel schwerer werden sie es wieder los. Die Stabilität macht Pandas zu geschätzten Kolleginnen und Kollegen, auf die man sich verlassen kann. Mit ihnen kann man „Pferde stehlen". Pandas sind gerne zu Hause und bunkern sich ein. Sie machen es sich schön und gemütlich und sind zufrieden mit dem, was sie haben.

Manchmal zeigen sich auch Tendenzen zum Sammeln oder Anhaften und damit gehen Schwierigkeiten einher, Dinge und Gefühle loszulassen, wenn die rechte Zeit gekommen ist.

• Kühle

Die Erde ist kalt, solange sie nicht von der Sonne beschienen wird. Pandas brauchen Wärme oder warme Kleidung, um sich wohlzufühlen. Nasskaltes Wetter bekommt ihnen am wenigsten.

• Feucht und schleimig

Pandas neigen zu Wassereinlagerungen, feucht-kühlen Händen und Füßen sowie hartnäckigen Verschleimungen.

• Schwere und Appetit

Pandas sind Genussmenschen. Das Essen schmeckt gut und wird von Pandas deshalb gern rund um die Uhr verzehrt, auch wenn gar kein Hunger vorhanden ist. Richtigen Hunger mit Magenknurren kennen Pandabären oft gar nicht mehr. Ein Teufelskreis beginnt, denn je schwerer ein Panda wird, umso schwerer fällt es, ausreichend Bewegung zu machen und umso öfter erfolgt der Griff in die Süßigkeitenlade.

• Zugeordneter Sinn und Organsysteme: Schmecken, Magen, Knochen

• Bewegung als Ausgleich

Sich zu Bewegung zu motivieren, fällt Pandas häufig schwer. Am besten ist, mehrere Pandas tun sich zusammen und machen einen fixen Trainingsplan, eventuell mit einer Trainerin oder einem Trainer. Die Verbindlichkeit gepaart mit Geselligkeit trägt zum Erfolg bei!

• Abwechslung

Pandas tut es gut, sich den regelmäßigen Bruch von Gewohnheiten zu verordnen. Das kann ganz klein beginnen, indem sie einen neuen Weg zur Arbeit wählen, mal etwas Exotisches essen oder sich ein ausgefallenes Kleidungsstück kaufen. Reisen, Jobwechsel oder eine Veränderung des Wohnorts sind für Pandas eine große Herausforderung. Der Mut dazu bringt mehr Dynamik und Lebensfreude!

• Wenige Mahlzeiten

Für Pandas kann es gut sein, nur 2-mal täglich zu essen – mittags und abends leichte, warme Speisen. Regelmäßige Fast- und Entlastungstage und mindestens 2-mal jährlich eine längere Entlastungsphase tragen zum Wohlbefinden bei und helfen, das Gewicht zu stabilisieren. Da sie Genussmenschen sind, hilft die Verwendung von vielfältigen Gewürzen und interessanten Geschmackskombinationen, die geringere Menge an Nahrung durch eine höhere Qualität auszugleichen.

• Wärme und Trockenheit

Sauna und trockene, heiße Massagen z. B. mit Gewürzsäckchen kurbeln den Stoffwechsel an. Austrocknende, wärmende Lebensmittel wie Hülsenfrüchte mit reichlich scharfen Gewürzen und viel Ingwerwasser vermindern Schleim und Feuchtigkeit im Körper. Reisen in warme oder heiße Regionen, gerade wenn bei uns Winter ist, helfen Pandas, sich zu regenerieren.

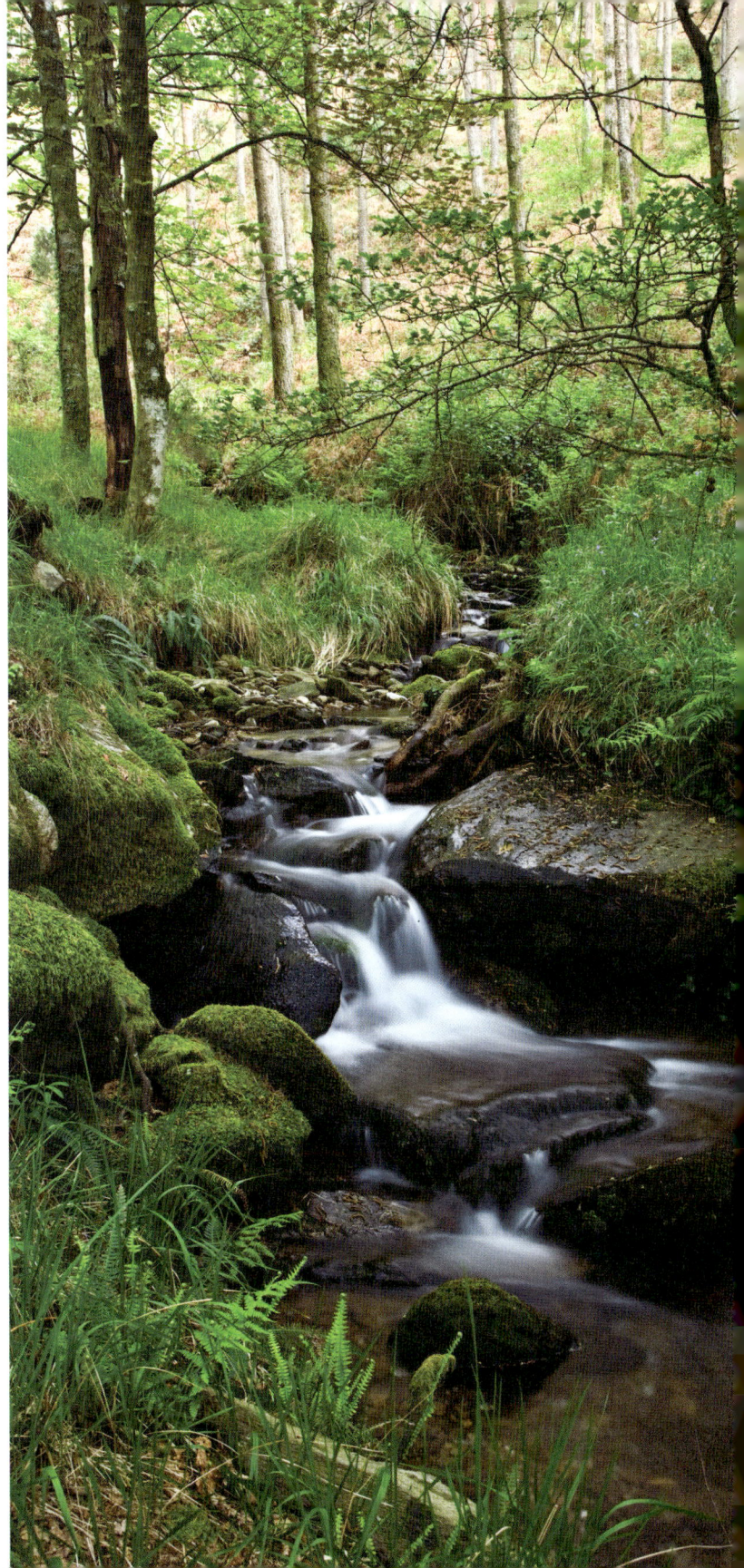

ZUSAMMENHÄNGE UND WECHSELWIRKUNGEN DER ENERGIETYPEN

Sie finden sich in den Beschreibungen wieder? Wahrscheinlich haben Sie auch schon versucht zu bestimmen, ob Ihre Lieben eher Libellen, Löwen oder Pandabären sind. Und vielleicht ist auch Ihnen dabei aufgefallen, was mir sehr oft in meiner Praxis begegnet: Unsere Partner sorgen netterweise häufig dafür, unsere Defizite aufzufüllen. Zartbesaitete Libellen-Frauen lieben gemütliche Panda-Männer. Feurige Löwen-Frauen lieben kühl-sensible Libellen-Männer (wobei der Wind das Feuer manchmal noch weiter entfacht). Viele Kombinationen sorgen für ein ausgewogenes Leben, manche schaukeln sich gegenseitig auf. Die unterschiedlichen Konstitutionen in der Familie machen es uns nicht gerade leicht, jedem das zukommen zu lassen, was sie oder er gerade braucht.

• Libellen lieben Urlaub im Süden, es kann gar nicht heiß und sonnig genug sein. Löwen halten sich am liebsten im Schatten auf, der kühle Norden erfrischt sie wunderbar.

• Als Löwen-Frau stehen Sie frühmorgens mit großem Hunger auf und können Unmengen an Essen verdrücken, der Panda-Partner nimmt erst am späten Vormittag einen Kaffee und ein kleines Stück Brot.

• Ein Panda-Mann braucht Ordnung und kann sich mit viel Geduld Aufgaben im Haushalt widmen, der Libellen-Frau dauert das alles viel zu lange. Schnell, schnell alles zusammengerichtet und auf zum nächsten Highlight des Tages. Das ist ihr Motto.

Es gibt unzählige Beispiele wie diese. Im Alltag begegnen uns ständig Situationen, die konflikttauglich sind. Auch in der Arbeit mit Kolleginnen und Kollegen oder im Straßenverkehr. (Manch ein dynamischer Löwe hegt Mordgelüste angesichts eines Pandas, der einen Parkplatz sucht.) Allein das Bewusstsein, dass unser Gegenüber einfach nicht anders kann, als so zu sein, wie er ist (genau wie wir selbst auch), schafft eine friedlichere Stimmung.

DIE BIOENERGIEN IM JAHRESKREISLAUF

Die Energien verändern sich im Laufe des Jahres, des Tages und auch eines Menschenlebens. Im Tages- und Jahreslauf hat vor allem der Sonnenstand eine bedeutende Auswirkung auf unseren Energiehaushalt, wir sind mit unserer Umgebung verbunden und reagieren über Hormonproduktion auf Lichtverhältnisse. Von den Auswirkungen der Temperatur einmal ganz abgesehen.

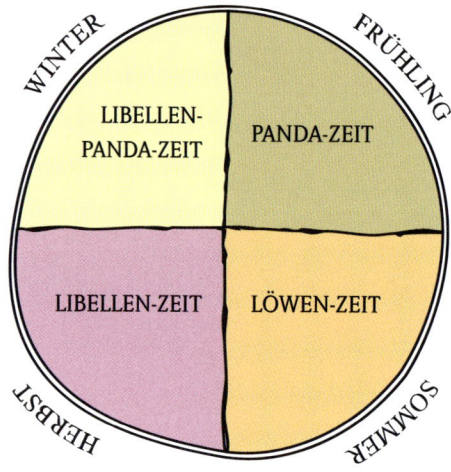

Im **Frühling** beginnt alles zu wachsen, in den Saft zu kommen, wieder zum Leben und zur Fülle zu erwachen – es ist Panda-Zeit. Bei uns Menschen beginnen, wenn wir unseren Winterspeck nicht rechtzeitig losgeworden sind, die Nasen zu triefen. Viele sind vor Müdigkeit und Trägheit wie erschlagen und kommen einfach nicht in die Gänge. In den Medien werden diese Panda-Zustände „Frühjahrsmüdigkeit" genannt. **Jetzt** ist die beste Zeit für eine Detox-Kur.

Im **Sommer** plagen sich Löwen oft durch den Tag und würden es gerne ihren tierischen Verwandten gleichtun: den ganzen Tag faul im Schatten dösen. Libellen fühlen sich wohler, je heißer die Tage sind. Dann sprühen sie vor Lebendigkeit und Energie und auch Pandas sind gut drauf.

Der **Herbst** ist Libellen-Zeit, mit Winden, Stürmen und häufigen Wetterwechseln. Löwen tut im Herbst eine verkürzte Detox-Kur gut, um die überschüssige Hitze vom Sommer abzubauen. Auch Pandas profitieren von einer Detox-Kur im Herbst.

Wenn der **Winter** naht, kommt an feucht-kalten Tagen immer wieder Panda-Energie ins Spiel. Wir stärken uns mit wärmenden Speisen und Getränken. Es ist die Zeit von Glühwein, Eintopfgerichten und Lebkuchen. Ein paar Kilos mehr auf den Hüften haben zu dieser Jahreszeit noch niemandem geschadet. Ganz im Gegenteil.

Kaum ist der Winter vorbei und die Tage werden wieder länger, beginnt das Spiel von Neuem. Leider macht es uns der Klimawandel nicht immer leicht zu planen – die Wetterbedingungen verändern sich permanent: Wir haben im Hochsommer kalte, nasse Panda-Phasen und im Spätherbst warme, fast heiße Löwen-Tage. Da gilt es kreativ und flexibel zu reagieren und immer gut darauf zu achten, was jetzt gerade gut für uns ist.

DIE BIOENERGIEN IM TAGESLAUF

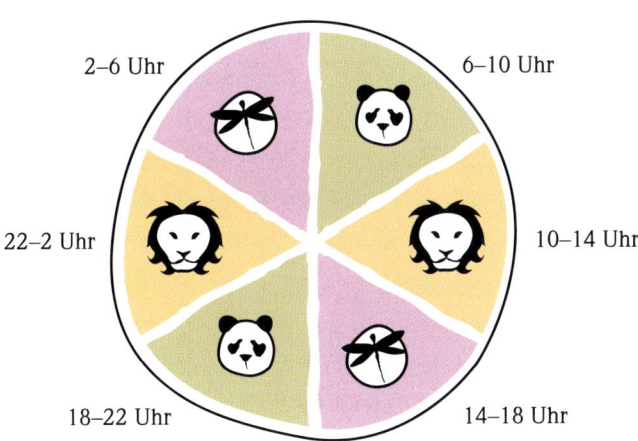

Die Grafik der Tageszeiten führt oft zu Aha-Erlebnissen. Pandas stehen in der Früh schwerer auf, kommen nicht in die Gänge und haben keinen Hunger. Nicht verwunderlich: Es ist Panda-Zeit und die Panda-Energie in der Atmosphäre ist so stark, da wäre Essen (= Erde) viel zu schwer. Immer wieder höre ich, dass junge Panda-Kinder zum Frühstücken genötigt werden. Das hat für sie zur Folge, dass der Ma-

gen mit Verdauen beschäftigt ist und sie sich die ersten Stunden in der Schule nicht gut konzentrieren können. Die erste Mahlzeit rund um 10 Uhr einzunehmen, wenn es langsam Löwen-Zeit wird, wäre deutlich günstiger.

Grundsätzlich ist es für gute Energie förderlich, gegen 6 Uhr aus den Federn zu hüpfen. Das gilt aber nicht für Libellen, denen der längere Schlaf die nötige Erdung bringt, was sie ruhiger macht. Den Tag beginnen alle am besten mit einigen **Reinigungsmaßnahmen:** Wasser lassen und am besten auch den Stuhlgang abwarten, bevor etwas gegessen wird. Zunge und Zähne reinigen.

Während der Detox-Kur kann die Entgiftung über die Mundschleimhaut auch noch durch **Ölziehen** verstärkt werden. Dazu einfach einen Esslöffel Pflanzenöl (Oliven, Kokos, Sonnenblumen, Sesam) in den Mund geben, durch die Zähne ziehen, spülen, gurgeln und nach ca. 5 Minuten in ein Papiertaschentuch spucken und im Mistkübel entsorgen. Die Zähne fühlen sich danach meist schon sehr glatt an, sollten aber dennoch geputzt werden. Die Zunge muss nicht mehr gereinigt werden, das Öl hat die Beläge aufgenommen.

Ein paar **Yoga- oder andere Gymnastikübungen,** bei denen der Körper gedehnt und gestreckt wird, machen geschmeidig und beseitigen die Verspannungen der Nacht, durch Aktivierungsübungen kommt der Kreislauf in Schwung, eine kurze Meditation und ein Besinnen auf die Pläne für den Tag klären den Geist. Und dann ist **Frühstückszeit** für Libellen und Löwen – und auf geht es in den Tag.

Vormittags ist unsere Leistungsfähigkeit am größten, wichtige Aufgaben sollten zu dieser Tageszeit verrichtet werden.

Wenn die Sonne um 12 Uhr mittags am höchsten steht, ist für alle Typen die beste Zeit für die **Hauptmahlzeit.** Das Verdauungsfeuer brennt konstant, die Löwen-Energie ist besonders stark. Um diese Zeit können auch Libellen und Pandas am ehesten alles essen.

Nachmittags wird gern zu Kaffee und/oder zu Süßem gegriffen, um Libellen zu erden bzw. um die nachlassende Energie anzukurbeln. Ein kurzes Mittagsschläfchen (Powernapping) nach dem Essen ist bestens dazu geeignet, damit wir uns auch nachmittags „im Fluss" fühlen. (Mehr dazu auf Seite 14)

Rund um 18 Uhr ist eine günstige Zeit für ein leichtes **Abendessen.** So genau muss man die Zeiten nicht nehmen und je nach Jahreszeit verschieben sich die Grenzen. In den alten ayurvedischen Schriften findet sich die Zeile: „Die Bauchspeicheldrüse geht mit der Sonne schlafen." Das bedeutet, dass man im Sommer guten Gewissens später essen kann, im Winter eher früher.

Bis ca. 22 Uhr sollten wir die ruhige **Abendenergie** nutzen, lesen, Zeit mit der Familie und lieben Menschen verbringen und schließlich zu Bett gehen. Danach werden wir meist wieder wacher und um Mitternacht beginnt der Magen zu knurren. Zeit für einen Mitternachtsimbiss, könnte man meinen. Erneut brennt das Verdauungsfeuer. Aber eigentlich sollte der Körper sich nun um die feinstoffliche Verdauung kümmern. Wenn er sich jede Nacht erst um den Mageninhalt kümmern muss, kann er diese wichtige Arbeit nicht so gut machen, nämlich den Körper mit Nähr- und Mineralstoffen versorgen und ihn sauber halten.

Unruhiger Schlaf nach 2 Uhr deutet auf Libellen-Energie hin, die nicht in Balance ist. Nehmen Sie die Fährte auf und versuchen Sie, sich ins Gleichgewicht zu bringen, wie auf den vorangehenden Seiten beschrieben.

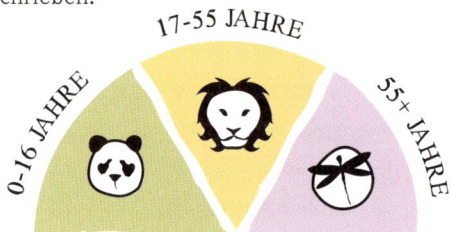

LEBENSALTER

In den großen Lebensphasen wirken generelle Energien zusätzlich zur individuellen Konstitution. Sie beeinflussen in dem Sinn, dass die Lebensphase lindernd oder verstärkend auf einen Menschen wirkt:

Die Kindheitsjahre, Jahre des Wachstums sind geprägt von Panda-Energie. Kinder mit Panda-Konstitution neigen besonders häufig zu Verschleimungen. Ab der Pubertät schießt das Feuer ein und der Löwe in uns erwacht – Menschen mit Löwen-Konstitution geraten besonders leicht aus dem Gleichgewicht. Die mittleren Jahre sind grundsätzlich geprägt von dieser Energie. Wir haben Ziele, wollen etwas erreichen, ein Zeichen in dieser Welt setzen. Es gibt viele Aufgaben in Familie und Beruf zu erledigen. Ab ca. 55 Jahren beginnt Libellen-Energie anzuwachsen. Die Haut wird trockener und dünner, die Knochen poröser und wir werden feinfühliger. Andere Werte beginnen zu zählen, das Leben wird manchmal neu überdacht. Menschen mit Vata-Konstitution altern schneller und die Auswirkungen zeigen sich deutlicher.

ÜBER GESCHMACK UND SEINE WIRKUNG AUF UNS

Eine Mahlzeit ist dann rund und sättigt uns auf allen Ebenen, wenn wir Hunger haben, die Menge ausreichend ist und alle 6 Geschmacksrichtungen – süß, sauer, salzig, scharf, zusammenziehend, bitter – enthalten sind. Zur Menge: Die ideale Füllmenge unseres Magens entspricht 2 Handvoll: 1/3 davon sollten feste Nahrungsbestandteile sein, 1/3 Flüssigkeit und 1/3 Luft. Dann kann der Magen gut verdauen.

Das Abschmecken ist die große Kunst beim Kochen überhaupt. Es gilt, Speisen mit kleinen Mengen von Zutaten aller Geschmacksrichtungen so lange auszugleichen, bis die perfekte Symbiose erreicht ist. Wenn nach dem Essen trotz Sättigung und vollem Magen noch „Gusto" auf irgendetwas vorhanden ist, dann hat ein Geschmack gefehlt bzw. es war zu wenig davon in den Speisen enthalten. Traditionellerweise haben auch die Köchinnen vergangener Zeiten diese Regel angewendet: Unsere Großmütter haben Süßspeisen eine Prise Salz hinzugefügt, mit Zimt für Schärfe gesorgt und das Kompott als Beilage hat den sauer-zusammenziehenden Geschmack eingebracht. Ebenso wurde pikanten Gerichten meist etwas Zucker zugefügt.

Eine nette Anekdote aus einem meiner Kurse, die die Wirkung der Geschmacksrichtungen nochmals verdeutlicht: Eine Teilnehmerin ruft mich am 3. Tag der Detox-Kur an und klagt über die unbändige Lust auf Saures. Sie denke nur noch an Essiggurken, Orangen und Zitronen. Ich gebe den Lösungsvorschlag, mehr Zitronensaft in die Mungbohnensuppe zu geben. Stille in der Leitung. „Oh … zum Rezept hätte Zitronensaft gehört?!"

Aus der folgenden Tabelle der Geschmacksrichtungen mit ihren Auswirkungen kann sehr viel herausgelesen werden. Insbesondere werden die Wechselwirkungen und Beziehungen der 3 Bioenergien und der 6 Geschmacksrichtungen sichtbar.

EIGENSCHAFTEN WERDEN …	🪰	🦁	🐼
vermindert/gesenkt/ gelindert	süß sauer salzig	süß bitter zusammenziehend	scharf bitter zusammenziehend
verstärkt/erhöht/ verschlechtert	bitter zusammenziehend scharf	scharf sauer salzig	süß sauer salzig

Die Tabelle ist so zu lesen: Süßes vermindert überschüssige Libellen-Energie – Libellen fühlen sich nach dem Genuss von Süßigkeiten wohler, Saures und Salziges sorgen auch für Ausgleich. Scharfes verstärkt Löwen-Energie, Löwen fühlen sich nach scharfem Essen oft schlechter (hier bestätigt manchmal die Ausnahme die Regel). Bitteres vermindert Panda-Energie. Nach bitteren Speisen fühlen sich Pandas leichter und damit wohler.

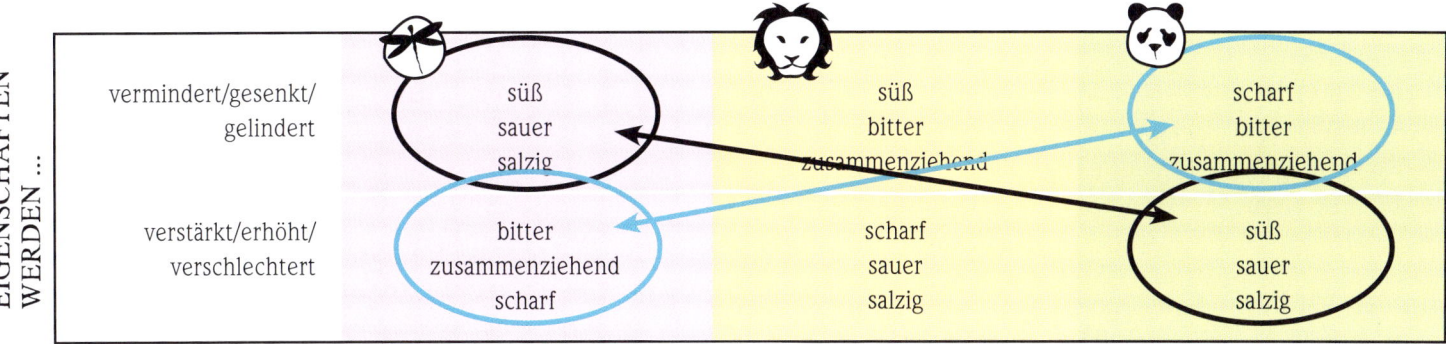

Hier sind die Wechselwirkungen erkennbar: Geschmacksrichtungen, die für Libellen gut sind, bringen Verschlechterung für Pandas und umgekehrt. Das ist besonders schwierig für Libellen-/Panda-Mischtypen. Es kommt vor, dass auf geistiger Ebene Libellen-Energie vorherrscht und sich in Kreativität, aber auch in einer gewissen Neigung zu Sprunghaftigkeit, Ängsten und Sorgen ausdrückt. Auf körperlicher Ebene zeigt sich Panda-Energie als Übergewicht. Bei dieser beispielhaften Konstellation gilt es besonders achtsam zu sein und sich immer und immer wieder zu fragen: Was brauche ich jetzt? Was ist besonders wichtig? Brauche ich Süßes, um meine Ängste und Sorgen zu beruhigen? Oder ist die damit einhergehende Gewichtszunahme so belastend, dass es bereits der Gesundheit schadet? Dann braucht es vielleicht andere, psychologische Maßnahmen, um den Ängsten zu begegnen.

In meinen Detox-Gruppen höre ich oft, dass Süßigkeiten im Alltag ein Problem darstellen. Gerne wird in stressigen Momenten in die Schoko-Lade gegriffen und manchmal wird eine ganze Tafel auf einmal verschlungen. Grundsätzlich gehe ich davon aus, dass der Körper aufgrund eines Libellen- oder Löwen-Ungleichgewichts unbedingt Süßes benötigt, um sich auf allen Ebenen in Balance zu bringen. Allein dieses Bewusstsein hilft, uns und unsere Bedürfnisse anzunehmen, wenn die nächste Süßattacke anrollt.

Das soll jetzt aber kein Freibrief zum Schokoladeessen sein: Wenn ich weiß, dass ich am Nachmittag (Libellen-Zeit) besonders an Tagen, an denen viel los ist (Libellen-Aktivitäten), immer in die Naschfalle tappe, kann ich vorbeugen. Entweder indem ich wie zuvor erwähnt gegen 14 Uhr mit einer kurzen Pause oder Atemübungen für Entspannung sorge oder indem ich meinem Körper die nötige Erdenergie rechtzeitig über gesündere Süßigkeiten wie zum Beispiel Haferkekse mit Malzkaffee schenke.

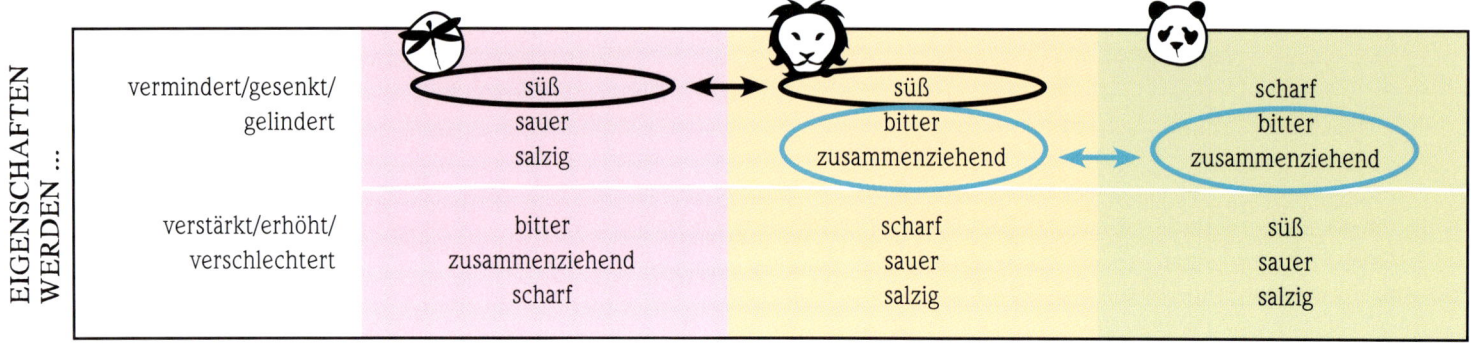

Diese Darstellung hilft Mischtypen, die für sie am besten geeigneten, ausgleichenden Geschmacksrichtungen zu finden. Libellen-Löwen tun gut daran, gesunde Süßigkeiten-Quellen zu finden oder Backen zu lernen – mit vollwertigen Mehlen aus alten Getreidesorten, naturbelassenen Süßungsmitteln, Gewürzen und auch einmal ohne Eier oder Milchprodukte. Sie werden überrascht sein, wie einfach das geht und wie wohlschmeckend die Ergebnisse sind.

Löwen-Pandas sollten herausfinden, wie sie die bitteren und zusammenziehenden Elemente der täglichen Ernährung hinzufügen und ausbauen.

Was überrascht, ist, dass der Genuss von ausreichend bitteren Nahrungsmitteln, den Süßgusto vor allem bei Löwen und Pandas bremst und das Süßempfinden auf der Zunge vermindert. Bitter haben wir nicht so gerne – wahrscheinlich evolutionär bedingt, da bittere Pflanzen manchmal ungenießbar sind. Daher wurden aus vielen

heute am Markt erhältlichen Salaten und Gemüsesorten die Bitterstoffe herausgezüchtet. Nachweislich gesundheitsfördernde Hülsenfrüchte, Kraut- und Kohlgerichte sind nur noch sehr selten Bestandteil unserer Ernährung wie zu Zeiten unserer Vorfahren. Beginnend mit den Nachkriegsjahren sind das Kochen an sich und vor allem das Zubereiten der einfachen Hausmannskost aus der Mode geraten.

Wagen Sie den Selbstversuch, um Ihren Heißhunger auf Süßes in den Griff zu bekommen: regelmäßig bittere Tees trinken, grünes Blattgemüse zubereiten und Bittersalate essen. Nach der Detox-Kur stellt sich wie von selbst ein gesundes Verhältnis zu Süßigkeiten ein.

Mit der Geschmacksrichtung „zusammenziehend" können viele Menschen nichts anfangen. Sie wirkt austrocknend und fühlt sich auf der Zunge pelzig an – wie wenn man eine unreife, grüne Banane isst. Salbei wirkt zum Beispiel zusammenziehend und wird bei starkem Schwitzen empfohlen.

DAS VERDAUUNGSFEUER

Das Verdauungsfeuer umfasst das Zusammenspiel der Verdauungssäfte, Enzyme und Bakterien. Wenn das Verdauungsfeuer gut brennt, kann der Körper das Maximum an Nährstoffen aus der Nahrung ziehen und es bleiben keine Reste zurück. Zeichen für gutes Verdauungsfeuer sind: das Idealgewicht je nach Konstitution zu halten, schöne Haut, klare Augen, gute Energie, um die Aufgaben des Lebens zu bewältigen, und ein starkes Immunsystem.

Stellen Sie sich ein tatsächliches Feuer vor Ihrem geistigen Auge vor, um das Verdauungsfeuer gut zu verstehen: Wenn Sie in Ihrem Ofen zu Hause ein kleines Feuer mit wenigen Holzscheiten machen, das schwach brennt, und dann die Blätter eines Salatkopfes, frisch und feucht, darauf verteilen, was wird passieren? Das Feuer wird schwächer, es glost vor sich hin, raucht, gibt wenig Wärme und an den Wänden des Ofens lagert sich Ruß ab. Wenn Sie im Ofen allerdings ein loderndes Feuer haben, aus vielen trockenen Scheiten, dann können die Salatblätter dem Feuer nichts anhaben. Nach kurzer stärkerer Rauchentwicklung brennt es weiterhin warm und verbrennt den Ruß, der sich vielleicht kurz gebildet hat. So ähnlich funktioniert es auch in unserem Körper. Das Feuer steht für Transformation: Nahrung wird aufgenommen, Wärme und Nährstoffe werden freigesetzt, mit dem Stuhl wird Unverwertbares ausgeschieden.

Die Frage ist nicht, wie viele Vitamine und Mineralstoffe ich zu mir nehme, sondern wie viele davon ich verwerten kann!

Wann brennt das Verdauungsfeuer gut?

• **Wenn wir wirklich Hunger spüren** – der beste Indikator dafür ist Magenknurren. Und das sollten wir möglichst oft herbeiführen. Magenknurren entsteht dann, wenn Magen und Dünndarm leer sind und sich die letzten unverdaulichen Rückstände im Magen in den Dünndarm zum Saubermachen verabschieden. Nun sind unsere Verdauungsorgane bereit für Neues.

• Es geht also auch darum, die **Abstände zwischen den Mahlzeiten** zu verlängern.
Idealer Abstand für Libellen: 2 bis 3 Stunden, für Löwen 3 bis 4 Stunden, für Pandas 4 Stunden und mehr. Wunderbar für unser

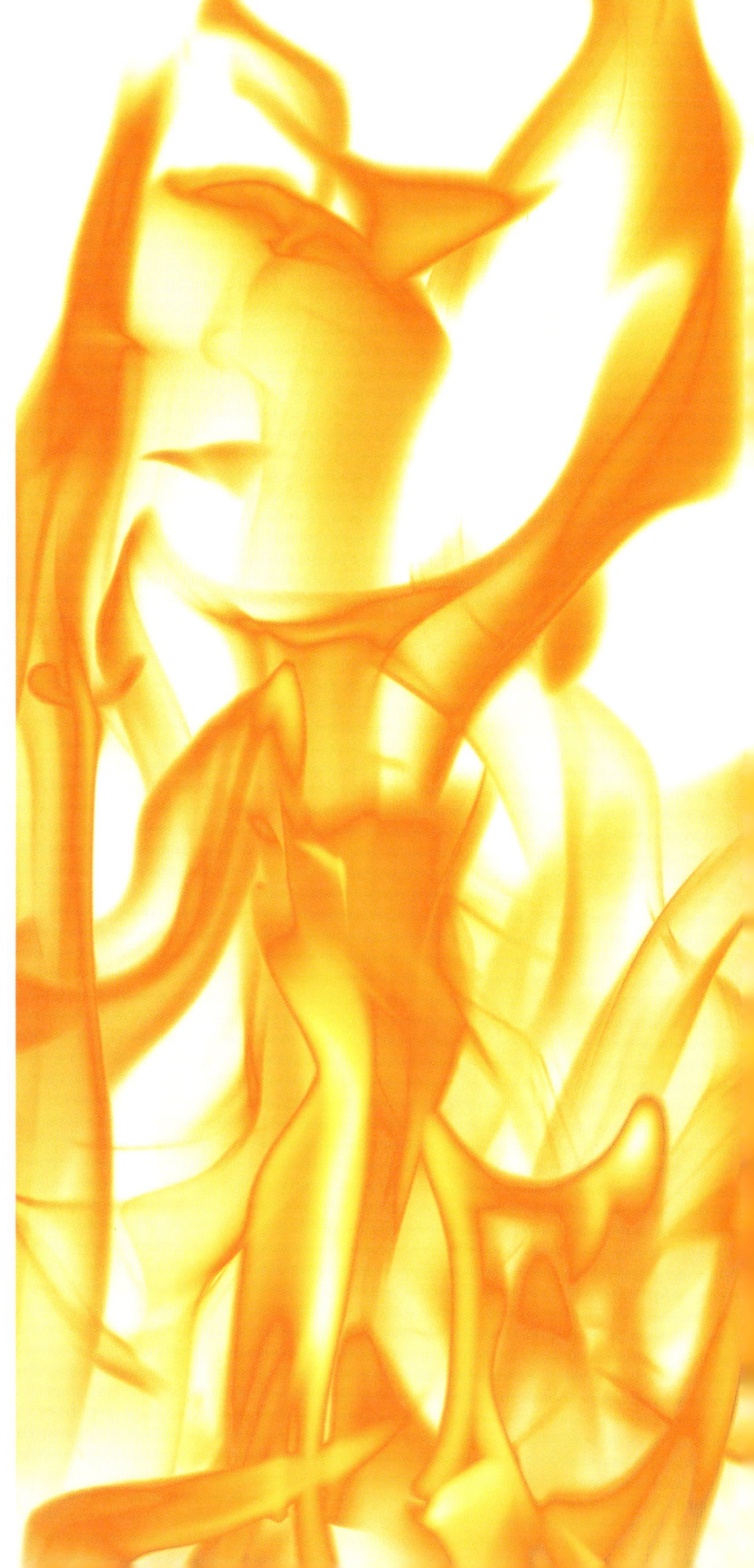

Verdauungsfeuer ist eine Essenspause von 12 bis 14 Stunden für Löwen und Libellen bzw. 16 Stunden für Pandas zwischen Abendessen und Frühstück.

• Daraus folgt: das Zwischendurchessen bleiben lassen

Wir achten meist sehr darauf, dass in unserem Haushalt alles sauber ist und seine Ordnung hat. Nie würden wir die Kürbissuppe für das Mittagessen im gleichen Kochtopf zubereiten, in dem noch die Reste des Frühstücksbreis kleben. Mit unserem Magen machen wir aber genau das. Wir liefern ihm frisch Zerkautes, während er noch damit beschäftigt ist, die Reste der vorhergehenden Mahlzeit zu verdauen.

• Verdauungsfreundliche Zubereitung

Kaltes muss im Magen erst mit viel Energieaufwand erhitzt werden, wodurch das ganze System warm läuft. Im Sommer machen wir mit eisgekühlten Getränken langfristig also genau das Falsche. Der Körper fühlt sich nach dem Genuss wärmer an und die Verdauung wurde geschwächt. Die Menschen in der Wüste wissen um die Zusammenhänge und trinken warmen, gesüßten Pfefferminztee, der den Körper langfristig kühlt.

Zerkleinerte, gekochte, mit verdauungsstärkenden Gewürzen versetzte und gut gekaute Nahrung in ausreichender Menge (2 Handvoll – siehe Seite 22) liebt unser Verdauungsfeuer und lohnt es uns mit einem angenehmen Bauchgefühl.

• Abgestimmte Nahrungsmittel

Pandas haben von sich aus viel Süße, Schwere und Feuchte in sich. Wenn sie sich von Eis, Joghurt, frischem Brot mit Wurst und Salat mit Mayonnaisedressing ernähren, werden sie ihr Verdauungsfeuer schwächen, sich träge fühlen und an Gewicht zulegen.

Libellen neigen von Natur aus zu innerer Kälte und Trockenheit. Wenn sie sich nur von Knäckebrot mit Karottenstiften ernähren, verstärken sie diese Tendenzen und auch ihr Verdauungsfeuer, das ohnehin wechselhaft brennt, wird geschwächt.

Löwen haben konstitutionell das kräftigste Verdauungsfeuer. Sie können Kaltes und schwer Verdauliches am ehesten unbeschadet zu sich nehmen. Durch zu viel Säure (Essig, Kaffee, weißer Zucker, Alkohol) wird aber auch ihre Verdauung geschwächt.

SCHLACKEN

Schlacken (im Ayurveda Aam genannt) sind Rückstände, die den Körper/die Gewebe verkleben, verschleimen und willkommenes Futter für unliebsame Bakterien sind. Diese sorgen dann wieder für Gerüche, die uns nicht besonders angenehm sind.

Zeichen für eine Anhäufung von Schlacken im Körper sind:

• eine stark belegte Zunge

• intensiver Körpergeruch

• Ablagerungen auf der Haut (Schorf auf der Kopfhaut, Altersflecken)

• überschüssige Magensäure

• verklebte Augen und eine verstopfte Nase

• Verkalkungen

Die modernen Lebensbedingungen schaffen einen guten Boden für Schlacken, die sich im Körper ansammeln: Es wird immer seltener frisch gekocht, dafür wird häufig zu industriell gefertigten Nahrungsmitteln und Fast Food gegriffen und ganz allgemein leben wir mit einem Überfluss an Nahrung. Gerade deshalb sind bewusst herbeigeführte Reinigungsprozesse umso wichtiger, die sich in der Geschichte der Menschheit ganz natürlich zu Zeiten schlechter Nahrungsverfügbarkeit eingestellt haben bzw. aus rituellen oder religiösen Gründen regelmäßig ausgeführt wurden.

Raum für NOTIZEN

Die DETOX-KUR

Libellen, Pandas und Löwen sind Ihnen nun vorgestellt und Sie können sich vielleicht schon gut mit ihnen identifizieren. Die Informationen und Beschreibungen aus den vorangegangenen Kapiteln stellen die Basis dar, damit Sie die Detox-Kur erfolgreich für sich selbst durchführen können. Die wesentliche Basis der ayurvedisch inspirierten Detox-Kur sind Mungbohnen. Auf ihre vielfältigen Wirkungsweisen wird später genauer eingegangen (siehe Seite 44). Vorab sei gesagt, dass diese kleinen grünen Hülsenfrüchte im Körper Entgiftung und Fettverbrennung anregen und Leber und Galle unterstützen.

Was bringt die Kur für Ihr WOHLBEFINDEN?

· Sie fühlen sich leichter, klarer und energiegeladen.

· Eine Gewichtsabnahme von 2 bis 4 Kilogramm stellt sich ein.

· Das Gewebe wird straffer.

· Das Hautbild verschönert sich.

· Es kommt häufig vor, dass sich der Blutdruck stabilisiert bzw. dass sich die Blutwerte verbessern.

· Es kommt zu einer langfristigen Veränderung des Ernährungsverhaltens.

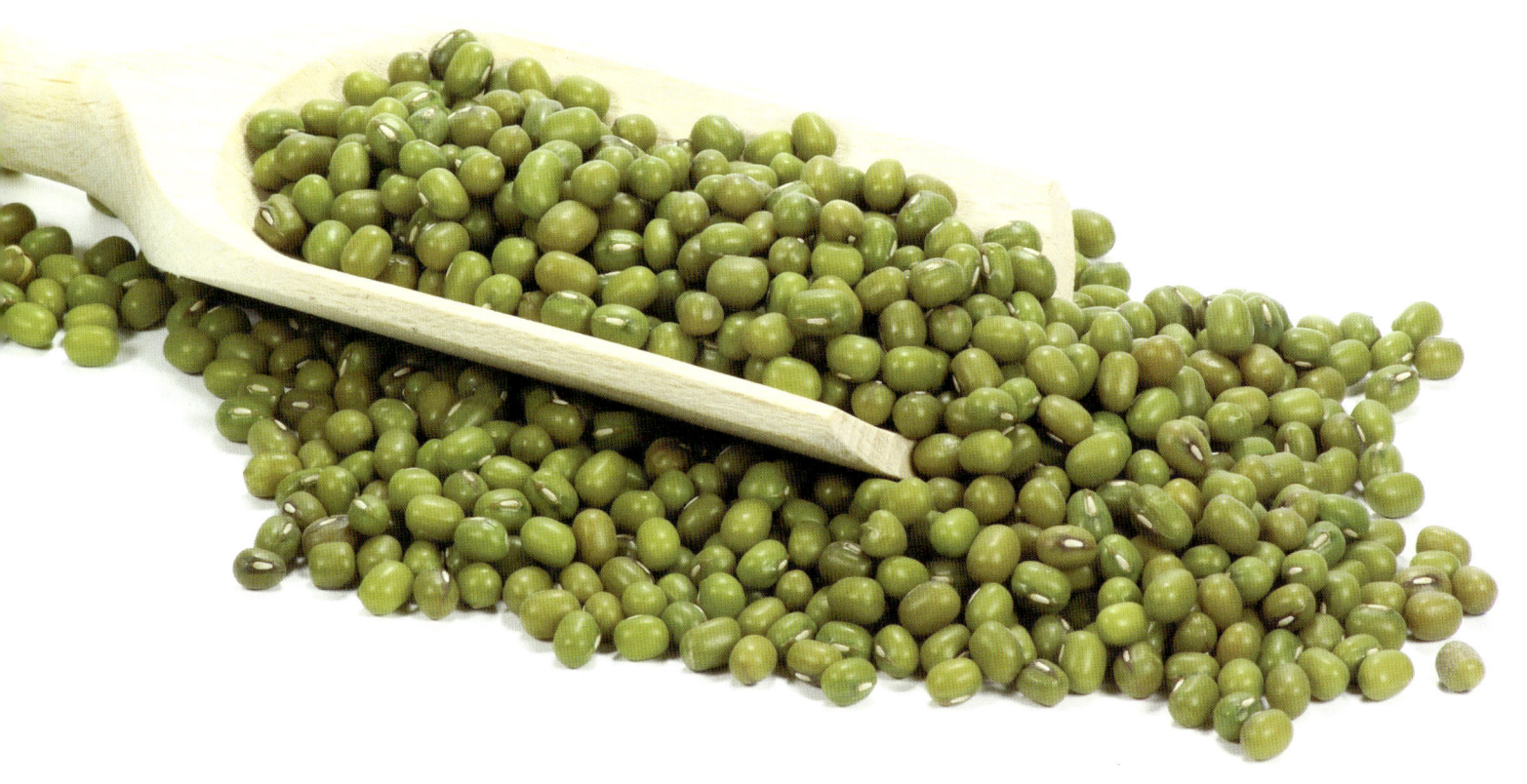

Grundsätzlich steht die ayurvedische Detox-Kur allen gesunden Personen offen. Liegt eine psychische oder physische Imbalance vor, besprechen Sie bitte mit Ihrer behandelnden Ärztin oder Ihrem behandelnden Arzt, ob Sie die Kur durchführen können. Sollten Sie Medikamente nehmen, gehen Sie bitte auch nach der Kur zur Blutuntersuchung, um eventuell die Dosierung zu verändern.

ZEIT FÜR SICH

Nehmen und geben Sie sich während des gesamten Reinigungsprozesses viel Zeit für sich und richten Sie Ihre Aufmerksamkeit auf Ihre Gedanken und Gefühle. Fasten kann Ihnen auch helfen, alte und ungewollte Muster und Gewohnheiten aufzugeben. Genießen Sie den Prozess des Loslassens!

Wählen Sie 10 Tage, an denen Sie Zeit für sich haben oder sich einfach nehmen. Manche Zeitqualitäten fördern Reinigungsprozesse. Einerseits sind die Tage des abnehmenden Mondes hin zum Neumond gut geeignet, andererseits gilt es, Jahreszeit- und Wetterbedingungen zu beachten. Die Jahreszeitenübergänge von Winter zum Frühling und vom Sommer zum Herbst unterstützen die Detox-Prozesse und gerade zu diesen Zeiten unterstützt uns die Kur ideal, um den körperlichen Anforderungen der Übergangszeit gewachsen zu sein.

ESSEN UND FASTEN

Die folgenden Erklärungen sind die Basis der Kur und dienen der Übersicht, sie sind für alle Typen gleich wichtig. In den nächsten Kapiteln folgen individuelle Abwandlungen und zusätzliche Hinweise für die einzelnen Typen. Am besten gehen Sie so vor, dass Sie beim ersten Mal die Kurvarianten des Typs wählen, wo Sie die meisten Punkte haben. Bei Punktegleichstand wählen Sie die Variante je nach dem gewünschten Ergebnis. Also z. B. Gewichtsabnahmen – Pandas. Entsäuerung – Löwen. Mehr Energie – Libellen.

4 Tage Mungbohnensuppe

Zum Frühstück gibt es an diesen Tagen – je nach Typ – gar nichts, Tee, Brei oder Smoothie.

Mittags und abends wird Mungbohnensuppe in Varianten gegessen.

Bei Gusto nach Süßem, Unterzuckerung, Kräftemangel zwischendurch eine Reis- oder Maiswaffel mit Honig verzehren. Das wirkt oft Wunder und ist ein Rettungsanker während der Kur. Manche mögen Reiswaffeln mit Tee auch zum Frühstück.

In den letzten Jahren gab es kritische Medien- und Testberichte über Reiswaffeln. Die erhöhten Schwermetall- und Schadstoffbelastungen vieler im Handel befindlicher Produkte wurden beanstandet. Sollten Sie Bedenken haben, greifen Sie auf Reiswaffeln speziell für Babys zurück oder informieren Sie sich im Internet nach neuesten Ergebnissen von Untersuchungen (z. B. auf www.oekotest.de).

2 Fasttage nur mit Flüssigkeit

2 Tage werden nur heißes Wasser und Kräutertee getrunken. Am späten Nachmittag des 2. Tages wird das Fasten gebrochen, indem man etwas Kichadi (Reis-Dal-Gemüse-Suppe, siehe Seite 114) isst.

Bedenken Sie: Fasttage sind eine Belastung für den Körper. Deshalb planen Sie bitte keine Familienfeiern, Seminare oder Ausflüge mit den Kindern in den Erlebnispark ein. Schaffen Sie sich Freiräume und gönnen Sie sich Zeit für sich:

• Ruhe tut gut, frühes Zubettgehen ebenso.

• Es ist hilfreich, sich Zeit für sich alleine zu nehmen, falls Gefühle hochkommen und betrachtet werden wollen, und um nachdenken und -spüren zu können.

- Schränken Sie Ihren Medienkonsum möglichst ein, schalten Sie das Handy ab und vertrösten Sie Besuche auf die Zeit nach Ihrer Detox-Kur.

- Schreiben, zeichnen, malen Sie, was Ihnen in den Sinn kommt und Ihr Inneres ausdrückt.

- Machen Sie Spaziergänge in der Natur, aber vermeiden Sie starken Wind oder starke Sonneneinstrahlung.

- Wenn Lust auf Sport da ist, dann gönnen Sie sich moderaten Ausdauersport wie Walken, Radfahren oder Laufen (kurze Distanzen wählen).

- Wenn sich Hunger einstellt, trinken Sie etwas Kräutertee, um den Körper weiter zur Ausscheidung von Toxinen, Schleimansammlungen und altem, unverdautem Essen anzuregen.

4 Aufbautage

Das Verdauungsfeuer ist an den beiden Fasttagen nur auf Sparflamme gelaufen. Langsam muss es wieder entfacht werden, damit es langfristig gut funktionieren kann und die Wirkung der Detox-Kur gut erhalten bleibt.

Die Rezepte aus dem Kapitel „Aufbauen" (siehe Seite 112) können je nach Kurplan kombiniert werden. An den ersten beiden Tagen sollte unbedingt eine Kichadi-Variante gegessen werden. Das ist ein Gericht, das auch aus Mungbohnen besteht, allerdings aus geschälten. Es ist mild, leicht verdaulich und regt das Verdauungsfeuer an. Bitte beachten Sie den Hinweis zur Extragabe Ghee nach dem Kochen. Das Ghee ölt den Verdauungskanal von innen und nährt die Gewebe. Genießen Sie, wie intensiv die Speisen schmecken, wie schnell sich Sättigung einstellt und überhaupt wie neu Sie sich fühlen.

TRINKEN

Basis ist warmes Wasser für Löwen, heißes für Pandas und Libellen sowie für alle Typen Ingwerwasser (frischen Ingwer in heißes Wasser geben).

Sowohl pures Wasser als auch Ingwerwasser haben eine verstärkte reinigende Wirkung, wenn Sie es 10 Minuten sprudelnd kochen lassen und dann durch einen Filter in eine Thermosflasche füllen. Trinken Sie das Wasser über den Tag verteilt.

Zusätzlich können Fencheltee oder diverse andere Kräutertees getrunken werden. Bitte keinen Grün-, Schwarz- oder Früchtetee während der Kur trinken.

Achten Sie auf Ihr Durstgefühl: zu viel Trinken belastet den Körper!! Beim Gefühl von Trockenheit (Libellen) fügen Sie je eine Prise Salz und Zucker sowie einige Tropfen Zitronensaft der Flüssigkeit zu.

Ein **entgiftender Tee** für Blut- und Leberreinigung, Schleimbeseitigung und Reinigung des Verdauungskanals tut allen gut und kann in der Apotheke gemischt bzw. über die Bezugsquellen bestellt werden. Dieser Tee kann mehrmals über den Tag verteilt getrunken werden und setzt sich folgendermaßen zusammen:

1 Teil Fenchelsamen
2 Teile Löwenzahnwurzel
1 Teil Leinsamen
1/2 Teil Süßholzwurzel
2 Teile Klettenwurzel
1 Teil rote Kleeblüten

Zubereitung:
1 TL auf 2 Tassen heißes Wasser 5 bis 10 Minuten ziehen lassen.

Wichtig ist, den jeweils passenden Detox-Trunk für Löwen, Pandas und Libellen, wie auf den folgenden Seiten beschrieben, in 5 kleinen Tassen über den Tag verteilt zu trinken. Dieser Detox-Trunk lindert Nebenerscheinungen und unterstützt die Detox-Prozesse typgerecht.

Je nach Konstitution gibt es wie bereits beschrieben unterschiedliche Abwandlungen. Wenn Ihr Testergebnis einen Mischtyp aus 2 oder gar allen 3 Bioenergien anzeigt, dann sollten Sie immer von den für Sie im Moment wesentlicheren Befindlichkeitsstörungen ausgehen. Zum Beispiel: Sie wollen abnehmen – halten Sie sich an die Panda-Anweisungen. Zusätzlich können Sie berücksichtigen, an welchen Tagen der Detox-Kur die einzelnen Bioenergien am stärksten wirken. Zum Beispiel eine Panda-Löwin, die unter Hitzewallungen leidet und abnehmen will, hält sich die ersten 3 Tage an die Richtlinien für Löwen, danach an die für Pandas. Wird ihr damit zu heiß, schwenkt sie wieder zu den Löwen zurück.

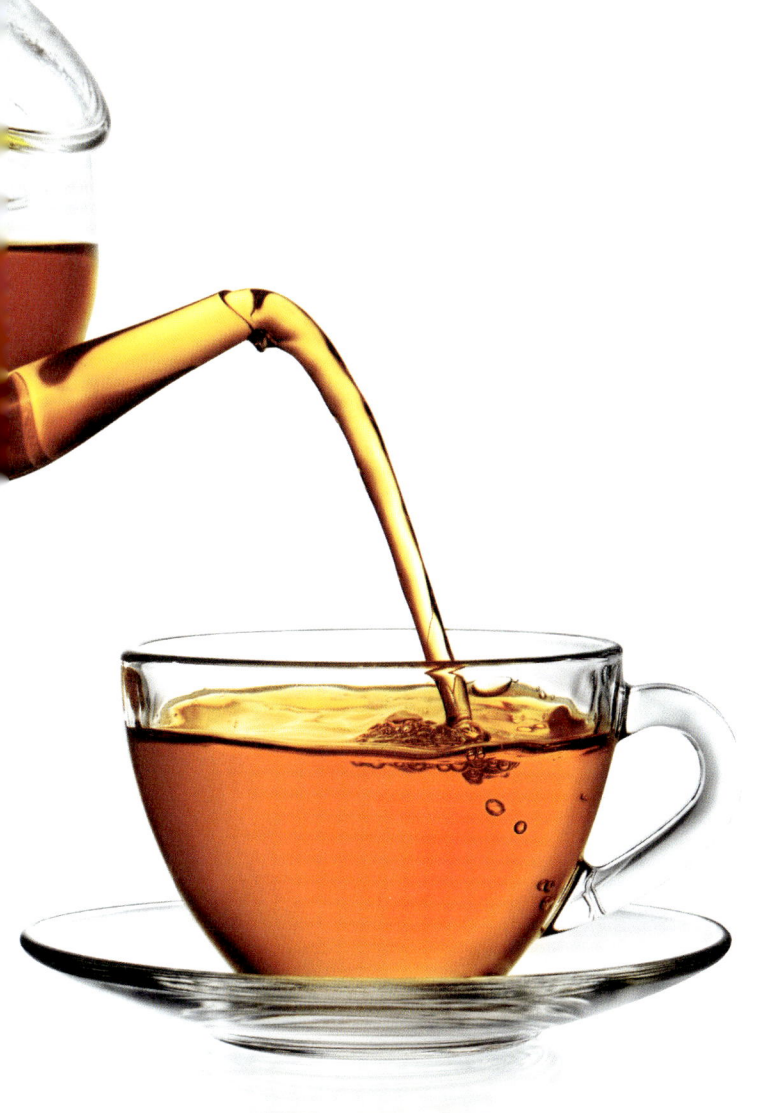

NACH DER DETOX-KUR

Nach der Kur ist vor der Kur. Das Geschmackserleben ist intensiviert, die Bauchstimme, was gut tut und was nicht, lauter, der Geist klarer. Geben Sie sich dem so lange als möglich hin und folgen Sie Ihrem Bauch.

Durchschnittlich wird die Hälfte des abgenommenen Gewichtes über einen längeren Zeitraum gehalten. Wer die Gewichtsabnahme weiterführen möchte, legt am besten einen Mungbohnensuppentag pro Woche ein. Der Körper ist nach der 10-tägigen Kur „programmiert" und schaltet sofort auf Detox-Mode, wenn er die Suppe „schmeckt". Mit dem einen Detox-Tag pro Woche kann 1/2 bis 1 Kilogramm pro Woche weiter abgenommen werden und der Reinigungseffekt bleibt erhalten. Damit das auch wirklich umgesetzt wird, ist es günstig, einen fixen Wochentag zu wählen.

Ich persönlich schiebe anlassbezogen 1 bis 3 Mungbohnensuppentage alle 1 bis 3 Monate ein. Nach Zeiten der Völlerei wie Urlaub, nach Feiertagen oder Familienfeiern, wenn ich mich in meinem Körper nicht mehr wohlfühle, die Haut unrein wird und ich wenig Energie habe, sind diese Tage eine Wohltat. Ich habe das Gefühl, alle meine Zellen jubeln, wenn es wieder Mungbohnensuppe gibt! Und jedes Mal ist es die beste Suppe, die ich je gekocht habe.

Wer die Detox-Kur zweimal jährlich – einmal im Frühjahr 10 Tage, einmal im Herbst 7 Tage laut individuellem Kurplan – durchführt, leistet einen wertvollen Beitrag zu Gesundheit und Wohlbefinden. Längerfristig macht sich bemerkbar, dass Allergien, die langjährige Begleiter waren, leichter werden, unsere Infektanfälligkeit nachlässt, wir jünger aussehen und uns auch jünger fühlen.

Im Folgenden wird der **Kurverlauf je Energie-Typ** beschrieben. Bitte orientieren Sie sich an der Beschreibung, die für Sie, aus dem, was Sie aus den vorangehenden Kapiteln gelesen haben, am ehesten zutrifft. Lesen Sie sich aber zur Sicherheit alle Beschreibungen durch. Gerade die Maßnahmen wie Leberwickel und Einlauf können für alle Typen an den einzelnen Tagen sinnvolle Unterstützung sein, gerade wenn es Ihnen an einem Tag nicht so gut geht (siehe auch Fragen und Antworten, Seite 58). Im Zweifelsfall einfach ausprobieren.

Detox-Kur für LIBELLEN

Libellen tun sich mit der Detox-Kur am schwersten und brauchen sie am wenigsten. Sie sind schon leicht und dennoch kann sich das Gefühl einschleichen, dass Reinigung guttut. Dann gilt es achtsam zu sein und gut auf die innere Stimme zu hören. Klassische kalte Saftfastenkuren sind so gar nicht für die zarten Wesen geeignet und können sich negativ auf Stimmung und Psyche auswirken.

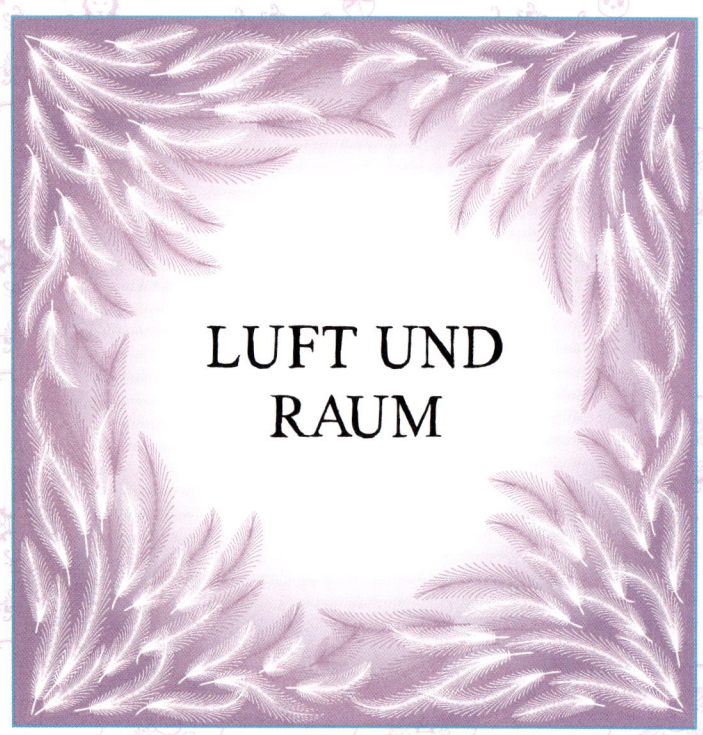

LUFT UND RAUM

DETOX-TRUNK für Libellen

3 Tassen Wasser
1/2 TL Kreuzkümmelpulver
1/2 TL Korianderpulver
1 TL Rosenwasser
3 Kardamomschoten
1/2 TL Fenchelsamenpulver
4 Basilikumblätter
2 Prisen Asafoetida
1/2 TL Süßholz

Zubereitung:

Bringen Sie alle Zutaten in einem Topf zum Kochen. Danach von der Hitze nehmen und für weitere 15 Minuten ziehen lassen. Durch einen Kaffeefilter o. Ä. gießen, in einer Thermosflasche warm halten und regelmäßig über den Tag verteilt trinken.

Kurplan im FRÜHLING

Libellen sollten keine reinen Trink-Fasttage machen, daher verkürzt sich die Gesamtdauer der Kur. Bei guter körperlicher und geistiger Verfassung, ausreichend Ruhezeit und sonnigem, angenehm warmem Wetter kann ein Fasttag von morgens bis abends eingeschoben werden. Am frühen Abend das Fasten mit einem leichten Kichadi brechen (siehe Kurplan für Löwen im Herbst, Seite 38).

Hier eine Empfehlung für den Speiseplan ohne Fasttag (die Rezepte für die einzelnen Gerichte finden Sie ab Seite 60). Variieren Sie diesen beliebig und beachten Sie die allgemeinen Regeln (z. B. nur essen, wenn Hunger vorhanden ist). Den Reis abends nur dann als Beilage essen, wenn Sie sich allgemein schwach fühlen. Ansonsten weglassen.

Tag	Früh	Vormittag	Mittag	Nachmittag	Abend
1	Haferstich	1/2 Portion Smoothie, mit warmem Wasser aufgegossen	Mungbohnensuppe klassisch	2 Reiswaffeln mit Honig	Suppe vom Mittag mit einer Handvoll Basmati-Reis
2	Polenta		Sensation mit Kürbis		Püree mit gegrilltem Gemüse und Reis
3	Mandel-Flohsamen-Pudding		Fenchelsüß		Gefüllte Zucchini mit Reis
4	Haferstich		Wintersüppchen		Mungo-Taler mit Reis
5	Polenta		Kichadi klassisch		Kichadi klassisch
6	Mandel-Flohsamen-Pudding		Kichadi rouge		Kichadi-Burger
7	Sodabread mit Butter und Honig		Dinkelnudeln		Knusperreis mit Karotten
8	Haferstich		Forelle		Schwarzkümmel-Kartoffeln

Im Herbst sollten Libellen keine Detox-Kur durchführen, sondern ihre Kräfte und Reserven für den Winter bewahren.

EINLAUF – Ausgleich für Libellen

Ein Einlauf unterstützt den Körper beim Ausscheiden von Toxinen. Er wirkt besonders stärkend und ausgleichend auf Libellen, aber auch für alle anderen Konstitutionen am ersten Abend der Detox-Kur. Bei Neigung zu Hämorrhoiden bitte keinen Einlauf durchführen!

Viele Menschen haben Angst oder eine gewisse Abneigung, einen Einlauf durchzuführen, basierend eventuell auf schlechten Erfahrungen im Krankenhausalltag. Der sanfte Einlauf zu Hause hat damit nichts zu tun. Er wird im Normalfall als angenehm und entlastend erlebt.

Wie führe ich einen sanften Einlauf zu Hause durch?

- Besorgen Sie sich im Sanitätsbedarf einen Irrigator bestehend aus einem kleinen Eimer, einem Gummischlauch und einem Endstück mit Drehhahn.

- Bereiten Sie zwischen 500 (bei Neigung zu Verstopfung) und max. 1000 ml Flüssigkeit vor – 90 % Kamillen-Schafgarben-Tee oder einfach nur ca. 37 °C warmes Wasser, 10 % Pflanzenöl (Sesam, Olive, Sonnenblumen).

- Legen Sie sich in der Nähe der Toilette entweder auf die linke Seite oder gehen Sie in den Vierfußstand.

- Der Eimer steht noch auf dem Boden. Bedenken Sie, dass Sie ihn an einen höheren Platz stellen oder hängen müssen. Der Waschbeckenrand oder eine Kommode bieten sich an. Ich bevorzuge es, den Kübel an eine Türschnalle zu hängen, weil er dadurch weniger absturzgefährdet ist. (Ich spreche aus Erfahrung. Es ist nicht lustig, ölige Badezimmerfliesen zu reinigen.)

- Benetzen Sie das Endstück des Irrigators mit etwas Öl, indem Sie es kurz in die Öl-Wasser-Mischung tunken, öffnen Sie den Drehhahn und führen Sie das Endstück vorsichtig und langsam in den After ein.

- Nun stellen oder hängen Sie den kleinen Eimer an einen höheren Ort und entspannen sich. Wenn Sie sich in der Seitenlage befinden, winkeln Sie das rechte Bein ab, lassen Sie den Bauch hängen und konzentrieren Sie sich auf tiefe Atmung. Das Wasser-Tee-Öl-Gemisch fließt in Ihren Darm, ganz so, wie er es aufnimmt. Mal langsamer, mal schneller.

- Wenn die gesamte Flüssigkeit aufgenommen ist, können Sie sich noch auf den Rücken legen, ein Kissen unter den Po schieben und sanft den Bauch im gesamten Dickdarmverlauf massieren, um Ablagerungen zu lösen.

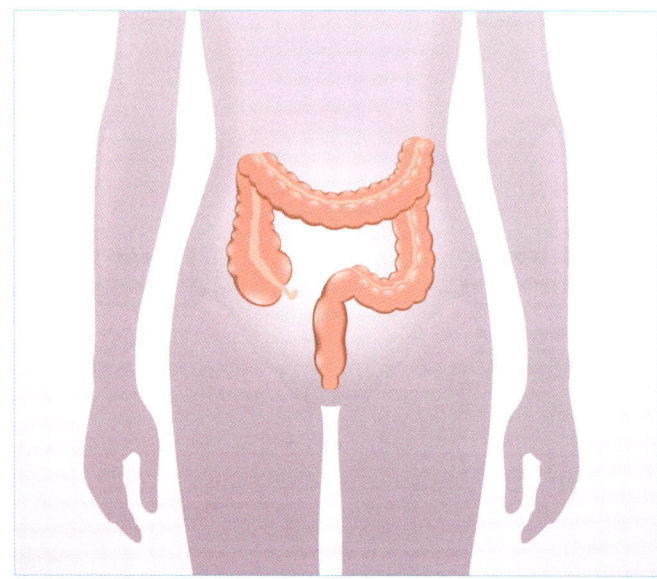

- Wenn der Druck zu intensiv wird, setzen Sie sich auf die Toilette und die Reinigung beginnt. Meist ist nach 1 bis 2 Stuhlgängen alles erledigt. Manchmal bleibt Wasser im Darm zurück und der Bauch wirkt aufgebläht, vor allem abends vor dem Zubettgehen. Die Flüssigkeit wird dann über die Nieren absorbiert.

- Falls Sie unsicher sind, sprechen Sie mit einer erfahrenen Ärztin oder einem erfahrenen Arzt bzw. vertiefen Sie sich in ausführlichere Lektüre. Das ist nur ein kurzer Exkurs und beinhaltet nicht alle möglichen Szenarien.

Raum für NOTIZEN

Detox-Kur für LÖWEN

Löwen, die gerne Kaffee und Alkohol trinken, Geschmacksverstärker und sonstige Nahrungsmittelzusatzstoffe aufnehmen und stark übersäuert sind, haben bei ihrer ersten Kur mit den heftigsten Nebenerscheinungen zu rechnen. Insbesondere, wenn eine Neigung zu Migräne besteht. Migräne hat ihre Ursache aus ayurvedischer Sicht in einem Verdauungssystem, das aus der Balance geraten ist. Toxine und Säuren zirkulieren im Körper und verursachen in den feinen Gehirnkanälen Schmerz. Da bei der Detox-Kur Toxine aus den Geweben gelöst werden und bis zur Ausscheidung auch im Blut- und Lymphkreislauf zirkulieren, leiden Löwen bei ihrer ersten Kur manchmal an Migräneattacken bis zum Erbrechen. Wird die Kur ein halbes Jahr oder Jahr danach erneut durchgeführt, sind die Neben-erscheinungen deutlich gemildert. Vorbeugend kann vor der ersten Detox Kur eine Leber- und Gallenreinigung s. S. 39 durchgeführt werden.

DETOX-TRUNK für Löwen

3 Tassen Wasser
1/2 TL Kreuzkümmelpulver
1/2 TL Korianderpulver
1 TL Rosenwasser
3 Kardamomschoten (nur die Samen)
1/2 TL Fenchelsamenpulver
4 Basilikumblätter

Zubereitung:

Bringen Sie alle Zutaten in einem Topf zum Kochen. Danach von der Hitze neh-men und für weitere 15 Minuten ziehen lassen. Durch einen Kaffeefilter o. Ä. gießen, in einer Thermosflasche warm halten und regelmäßig über den Tag verteilt trinken.

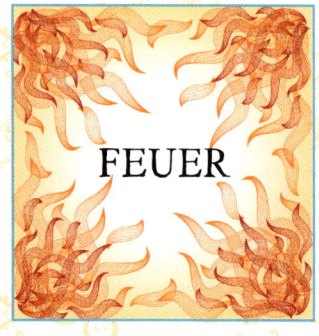

FEUER

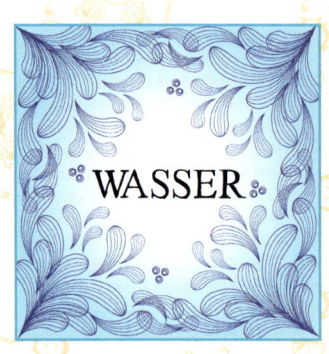

WASSER

Kurplan im FRÜHLING

Dieser Plan ist eine Empfehlung für den Speiseplan. Sie können ihn beliebig variieren, beachten Sie
die allgemeinen Regeln (z. B. nur essen, wenn Hunger vorhanden ist). Falls der Hunger abends groß ist,
kann eine Handvoll gekochter Basmatireis dazugegessen werden.

Tag	Früh	Vormittag	Mittag	Nachmittag	Abend
1	Smoothie		Mungbohnensuppe klassisch	2 Reiswaffeln mit Honig	Suppe vom Mittag
2	Mandel-Flohsamen-Pudding		Ganz in Grün		Gefüllte Zucchini
3	Smoothie		All about Sellery		Püree mit gegrilltem Gemüse
4	Hirsebrei		Fenchelsüß		Mungo-Taler
5	Smoothie		Nichts oder Kürbis-suppe ohne Chili und Ingwer		Nur trinken
6	Smoothie		Nichts oder Krautsuppe		Kichadi klassisch
7	Polenta		Kichadi klassisch		Kichadi klassisch
8	Smoothie		Kichadi verde		Kichadi-Burger
9	Sodabread mit Butter und Honig		Safran-Risotto		Schwarzkümmel-Kartoffeln
10	Smoothie		Dinkelnudeln		Polenta-Schnitzel

Kurplan im HERBST

Da sich im Sommer überschüssige Löwen-Energie ansammelt, trägt eine Herbstkur
besonders zum Wohlbefinden von hitzigen Löwen-Menschen bei. Um ein paar Tage verkürzt,
ermöglicht sie dennoch die Kräfte für den Winter zu bewahren.

Tag	Früh	Vormittag	Mittag	Nachmittag	Abend
1	Hirsebrei		Sensation mit Kürbis	2 Reiswaffeln mit Honig	Püree mit gegrilltem Gemüse
2	Mandel-Flohsamen-Pudding		Ganz in Grün		Gefüllte Zucchini
3	Smoothie		All about Sellery		Mungo-Taler
4	Smoothie		Nur trinken		Kichadi klassisch
5	Polenta		Kichadi klassisch		Kichadi-Burger
6	Smoothie		Kichadi verde		Schwarzkümmel-Kartoffeln
7	Sodabread mit Butter und Honig		Dinkelnudeln		Polenta-Schnitzel

Raum für NOTIZEN

Leber- und GallenblasenREINIGUNG

Hier eine kurze Zusammenfassung der Prozesse – alle genauen Zeit- und Mengenangaben sind im Buch „Die wundersame Leber- und Gallenreinigung" von Andreas Moritz nachzulesen. Es enthält zudem viele wertvolle Informationen zum gesunden Leben über die Leber- und Gallenblasenreinigung hinaus.

- An 6 Tagen wird je ein Liter Apfel- oder Cranberrysaft getrunken, um Leber und Galle auf die Reinigung vorzubereiten. Ebenfalls werden eine vegetarische oder – noch besser – vegane Ernährung und der Verzicht auf Süßigkeiten, Kaffee und Alkohol empfohlen.

- Am 6. Tag gibt es ein leichtes Frühstück und etwas Reis zu Mittag. Dann wird nichts mehr gegessen.

- Abends wird Bittersalz aus der Apotheke in Wasser aufgelöst und in 4 Portionen an diesem und am nächsten Tag getrunken.

- Vor dem Schlafengehen werden frisch gepresster Grapefruitsaft (am besten rote Grapefruits verwenden) und Olivenöl verrührt und im Stehen am besten in einem Zug getrunken.

- Danach legt man sich 20 Minuten mit erhöhtem Oberkörper oder auf die rechte Seite – je nach Befinden – ins Bett. Konzentration auf die Leber ist angesagt.

- Da der Vormittag dem Ausscheiden gewidmet ist, empfiehlt sich das Wochenende oder ein arbeitsfreier Tag dafür.

- Bei den mehrfachen WC-Gängen kann man grüne Klumpen oder steinartige Abgänge sehen. Diese sind die Verklebungen aus der Galle und den Lebergängen, es können mehrere Hundert solcher Klumpen abgehen. Die Empfehlung von Moritz ist, diese Reinigung beim ersten Mal 6-mal im Abstand von 3 bis 4 Wochen zu wiederholen (bis keine Klumpen mehr kommen) und dann 1-mal im Jahr zur Pflege.

- Bei akuten Infekten wie Schnupfen oder Grippe sollte die Leber- und Gallenreinigung nicht durchgeführt werden. Bei chronischen Erkrankungen ist sie jedoch sehr hilfreich.

Lindernde MASSNAHME: LEBERWICKEL

Ein Leberwickel unterstützt die Leber bei der Entgiftung und lindert Kopfschmerzen und Übelkeit. Am Abend des 2. und 3. Tages angewandt, ist die Wirkung am entlastensten. Es spricht auch nichts dagegen, täglich einen Leberwickel zu machen. Bei starker Belastung durch Nahrungsmittelzusatzstoffe kommt es bei Löwen manchmal zu einer starken Rötung der Haut mit Quaddelbildung. Das zeigt an, dass die Entgiftung dringend nötig war, und vergeht nach einigen Tagen wieder.

- In einer Schüssel warmes Wasser mit 1 EL Salz oder Basenbad vermischen. Alternativ kann auch Rizinusöl verwendet werden.

- Einen Lappen eintunken und rechts bei den unteren Rippenbögen über die Leber legen.

- Ein trockenes Tuch und eine Wärmeflasche drübergeben.

- 20 Minuten mit aufgerichtetem Oberkörper und hochgelagerten Beinen ruhen.

- Die Augen schließen und auf die Leber konzentrieren.

- Das feuchte Tuch entfernen.

- Weitere 10 Minuten nur mit einer Wärmeflasche nachruhen.

Detox-Kur für PANDAS

Für Pandas ist die Detox-Kur der Weg zum Wohlbefinden schlechthin. Meist stellt sich schon nach wenigen Tagen ein neues Gefühl der Leichtigkeit ein. Die Gewichtsabnahme vollzieht sich leider nicht so schnell wie bei Libellen und Löwen, aber schon am zweiten Tag erfreuen sich auch Pandas an lockerer sitzenden Kleidungsstücken.

Pandas, die viel Gewicht abnehmen wollen oder müssen, können die Kur alle 8 Wochen wiederholen. Führen Sie auch bei sehr positiven Effekten einen Detox-Zyklus nicht länger als 10 Tage durch.

Nebenerscheinungen gibt es außer Müdigkeit und Trägheit selten, manchmal kommt überschüssiger Schleim hoch und an den Fasttagen stellt sich Schnupfen ein.

Mit folgendem HAUSMITTEL ist dem Schnupfen jedoch schnell beizukommen:

1 EL Ingwerpulver, 1 EL gemahlenen Kurkuma und 1 EL Honig in einem kleinen Glas vermischen und alle 10 Minuten eine Messerspitze voll einnehmen. Wenn die Triefnase versiegt, sofort damit aufhören. Sonst trocknet der Körper zu sehr aus.

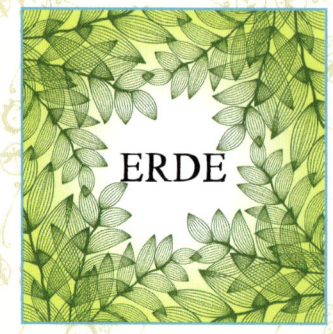

ERDE

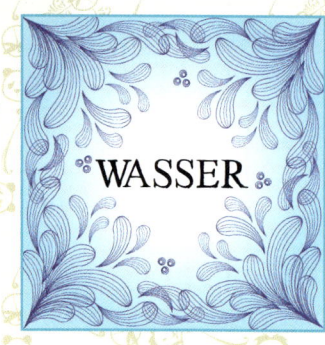

WASSER

DETOX-TRUNK für Pandas

3 Tassen Wasser
2 TL Ingwerwurzelsaft (frische Wurzeln mit der Knoblauchpresse ausdrücken)
10 Basilikumblätter
1 Prise Asafoetida
1/2 TL Ajowan
1/2 TL Kreuzkümmelpulver

Zubereitung:

Bringen Sie alle Zutaten in einem Topf zum Kochen. Danach von der Hitze nehmen und für weitere 15 Minuten ziehen lassen. Filtern, in einer Thermosflasche warm halten und regelmäßig über den Tag verteilt trinken.

Kurplan für PANDAS

Auch für hungrige Pandas gilt: den Kurplan nach Belieben individuell anpassen und im Notfall,
bei drohender Unterzuckerung, eine Scheibe Reiswaffeln mit Honig essen! Für Pandas ist Fasten und Reinigen
zu jeder Jahreszeit gut geeignet – der Kurplan kann immer gleich angewandt werden:

Tag	Früh	Vormittag	Mittag	Nachmittag	Abend
1	Nur Tee, ev. Gerstenbrei		Mungbohnensuppe klassisch		Suppe vom Mittag
2	Nur Tee, ev. 1/2 Menge Mandel-Flohsamen-Pudding		Ganz in Grün		Gefüllte Zucchini überbacken
3	Nur Tee, ev. Haferstich		All about Sellery		Suppe vom Mittag
4	Nur Tee, ev. Gerstenbrei		Feuersuppe		Suppe vom Mittag
5	Nur Tee		Nur Tee		Nur Tee
6	Nur Tee		Nur Tee		Kichadi klassisch
7	Nur Tee, ev. Gerstenbrei		Kichadi klassisch		Kichadi klassisch
8	Nur Tee, ev. 1/2 Menge Mandel-Flohsamen-Pudding		Kichadi verde		Mini-Kürbisse überbacken
9	Nur Tee, ev. Haferstich		Dinkelnudeln		Polenta-Schnitzel
10	Nur Tee, ev. Gerstenbrei		Spinat-Mangold-Gemüse		Kichertaler

Raum für NOTIZEN

GEWÜRZMISCHUNGEN typgerecht

Für die Gewürzmischungen gilt:
1 Teil kann je nach Bedarf 1 gestrichener Teelöffel, Esslöffel oder gleich eine Mokkatasse sein. Um auch auswärts gut gerüstet zu sein und Mahlzeiten leichter verdaulich zu machen, rösten Sie die Gewürze in etwas Ghee (siehe Seite 45), bis sie sanft duften, und füllen Sie sie dann in ein kleines Schraubglas. In der Handtasche stets dabei, können Sie fertige Mahlzeiten z. B. im Restaurant oder in der Kantine unauffällig nachwürzen. Experimentieren Sie mit den Verhältnissen und Zutaten und nehmen Sie die Rezepte als Inspiration. Kreieren Sie Ihre perfekte, persönliche Mischung!

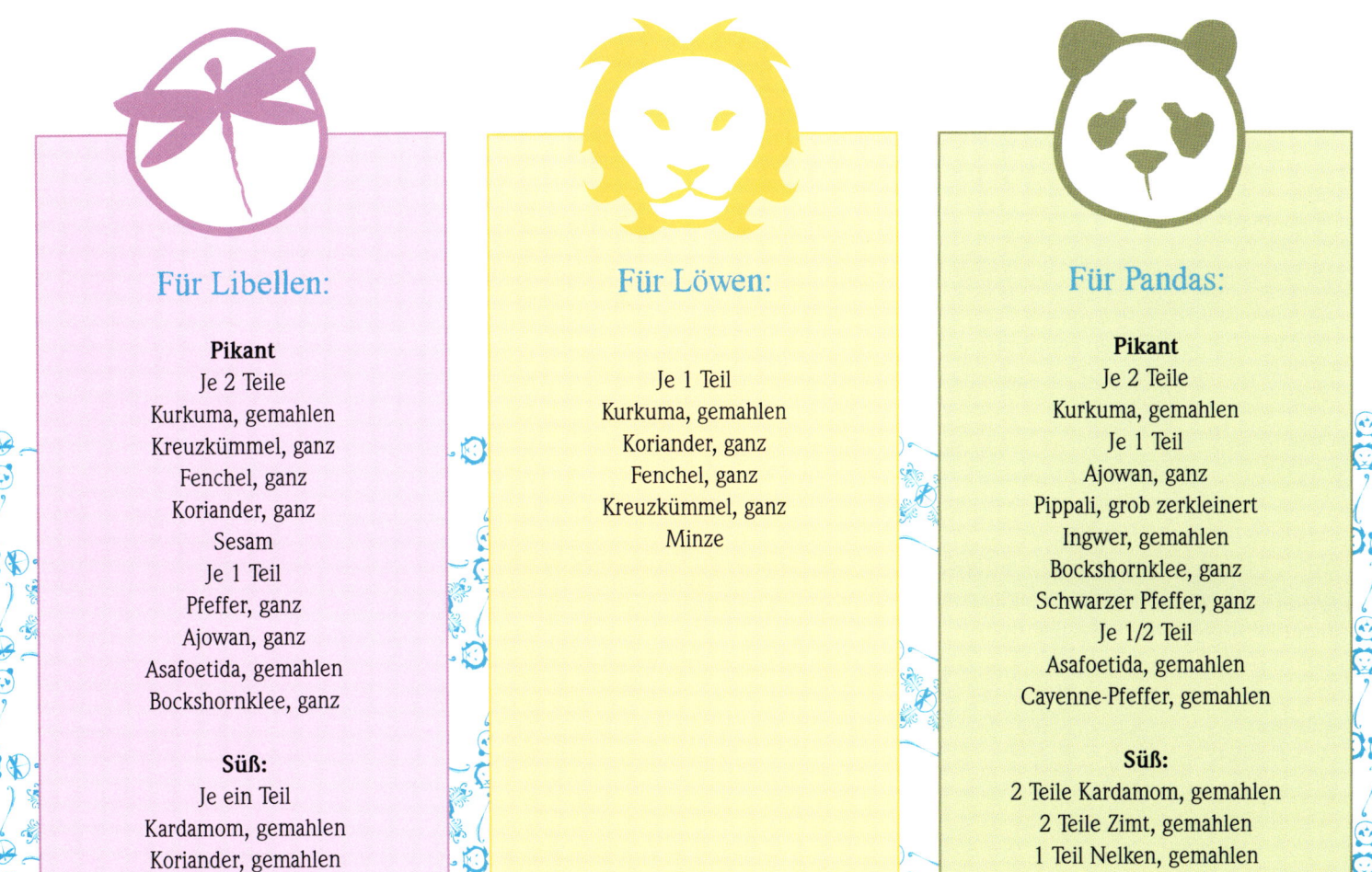

Für Libellen:

Pikant
Je 2 Teile
Kurkuma, gemahlen
Kreuzkümmel, ganz
Fenchel, ganz
Koriander, ganz
Sesam
Je 1 Teil
Pfeffer, ganz
Ajowan, ganz
Asafoetida, gemahlen
Bockshornklee, ganz

Süß:
Je ein Teil
Kardamom, gemahlen
Koriander, gemahlen
Zimt, gemahlen
Vanilleschote, ausgekratzt
Rohrohrzucker

Für Löwen:

Je 1 Teil
Kurkuma, gemahlen
Koriander, ganz
Fenchel, ganz
Kreuzkümmel, ganz
Minze

Für Pandas:

Pikant
Je 2 Teile
Kurkuma, gemahlen
Je 1 Teil
Ajowan, ganz
Pippali, grob zerkleinert
Ingwer, gemahlen
Bockshornklee, ganz
Schwarzer Pfeffer, ganz
Je 1/2 Teil
Asafoetida, gemahlen
Cayenne-Pfeffer, gemahlen

Süß:
2 Teile Kardamom, gemahlen
2 Teile Zimt, gemahlen
1 Teil Nelken, gemahlen

Die ZUTATEN für die Detox-Kur im Überblick
(Erklärung zu den Symbolen siehe Inhaltsverzeichnis Seite 5)

Während der Detox-Kur geht es darum, Gifte aus dem Körper auszuleiten und abzunehmen. Da ist es hilfreich, keine weiteren Gifte zuzuführen. Ich lege Ihnen dringend ans Herz, die Zutaten für Ihre Gerichte so weit wie möglich aus biologischem, biologisch-dynamischem oder naturnahem Anbau frisch zu besorgen. Diese haben mehr Sonnenenergie gespeichert und versorgen uns ausreichend mit Kraft.

Saisonale Produkte aus der Region sollten grundsätzlich bevorzugt werden.

Mungbohnen

Die kleinen grünen Bohnen sind leicht verdauliche Hülsenfrüchte, die kaum blähend wirken. Die in den Schalen enthaltenen Saponine (Seifenstoffe) entfalten im Körper ihre reinigende Wirkung. Beim Abspülen nach dem Einweichen schäumt es manchmal, dann werden die Saponine sichtbar. Die Fettverbrennung wird angeregt, der Cholesterinspiegel gesenkt und Saponine hemmen das Tumorwachstum.

Mungbohnen schmecken zusammenziehend und bitter und machen demnach leichter (Libellen-Energie).
Für die Detox-Suppen-Rezepte werden die Mungbohnen leicht angekeimt. Dadurch verringert sich nicht nur die Kochzeit, sondern sie liefern uns zudem mehr Mineralstoffe.

Zitrone

Steuert in den meisten Rezepten den sauren Geschmack bei. Zitrone wirkt im Körper jedoch nicht säuernd, sondern basisch.

Granatapfel

Der paradiesische Apfel vereint 4 Geschmacksrichtungen in seinen wie Edelsteine funkelnden Fruchtsamen: sauer, bitter, zusammenziehend und süß. Damit zählt er zu den besonders wirkungsvollen Früchten. Seine Inhaltsstoffe wirken antioxidativ, sollen Krebs vorbeugen und gleichen das Hormonsystem aus. Frisch gepresster Granatapfelsaft wirkt blutreinigend, Immunkraft stärkend, die Samen regen den Kreislauf an und stärken Leber und Milz. Seine Inhaltsstoffe fördern wie so viele Zutaten für diese Detox-Kur die Fettverbrennung.

Granatapfelkerne sind nicht so einfach zu gewinnen. Ich bevorzuge die Variante, die ich auf indischen Märkten beobachtet habe: den Apfel am Stielende kreuzweise einschneiden, mit den Daumen sanft auseinanderdrücken und die glänzenden Kerne sanft aus ihrem Bett „rebeln".

Wenn der Saft ausgepresst werden soll, dann kann dazu eine Orangenpresse verwendet werden. Allerdings legt man am besten ein Tuch darüber, damit der Saft nicht die ganze Küche bespritzt. Sie können die ganzen Kerne auch in einen Mixer mit guter Leistung geben – dann haben Sie die Wirkung von Saft und Kernen gewonnen!

Ghee

Ghee ist Butterschmalz nach ayurvedischer Rezeptur. Es wird als das „reinste" Nahrungsmittel nach Muttermilch betrachtet und ist nach Ayurveda ein Verjüngungsmittel, das alle Gewebe nährt. Es kann stark erhitzt werden und ist gut bei Zimmertemperatur lagerfähig – bitte nicht in den Kühlschrank geben! Hier kann es nämlich durch eventuell entstehendes Kondenswasser zu schimmeln beginnen. In der Küche kann Ghee universell eingesetzt werden, ist gesund und schmeckt auch noch ausgezeichnet (das bekannte Wiener Schnitzel in Butterschmalz gebacken ist eine Spezialität!). Die ätherischen Öle vieler Gewürze können durch den Röstvorgang besser im Körper verwertet werden, ebenso unterstützt Ghee die Aufnahme fettlöslicher Vitamine. Nebst der nährenden Wirkung, quasi einer Ölung von innen, fördert Ghee die Entgiftung des Körpers und, wie neueste Forschungsergebnisse besagen, unterstützt es die körpereigene Fettverbrennung. Sie können Ghee kaufen oder selbst machen.

> **Tipp:** Bei Leber- und Galleproblemen eher sparsam verwenden.

10 Schritte zum perfekten Ghee

1. Am besten einen Edelstahltopf verwenden. Es dauert zwar am Anfang länger, bis die Butter geschmolzen ist, dafür ist das Ghee schneller fertig als in einem Emailtopf.

2. Man kann eine Goldmünze mitkochen, dann wird das Ghee energetisch hochwertiger und ist laut Ayurveda fast Medizin. Gold fördert die Entwicklung und die klare Sicht auf die Welt.

3. Biosauerrahmbutter (ich nehme meist größere Mengen, damit sich der Aufwand auszahlt) schmelzen lassen und bei kleiner Hitze kochen lassen.

4. Nachdem die Butter geschmolzen ist, auf niedrige Hitze zurückschalten. Es soll nur leise vor sich hin brodeln.

5. Schaum abschöpfen.
   Der abgeschöpfte Schaum (Milcheiweiß) ist ausgezeichnete Hautpflege! (Kühl lagern und rasch verbrauchen!)

6. Anfangs in größeren Abständen die Temperatur kontrollieren, solange Wasser verdampft, wird sie kaum über 100 Grad steigen.

7. Wenn das Brodeln leiser wird, Temperatur öfter kontrollieren und knapp vor 110 Grad vom Herd nehmen.

8. Das Ghee ist fertig, wenn es ganz klar ist. Auch hier ist die Goldmünze hilfreich. Sobald man sie deutlich auf dem Boden erkennen kann, ist das Ghee fertig.

9. Sofort vom Herd nehmen und durch ein sauberes Tuch (Mullwindel) in ein Glas filtern.

10. Ghee kann bei Zimmertemperatur gelagert werden und verdirbt nicht.

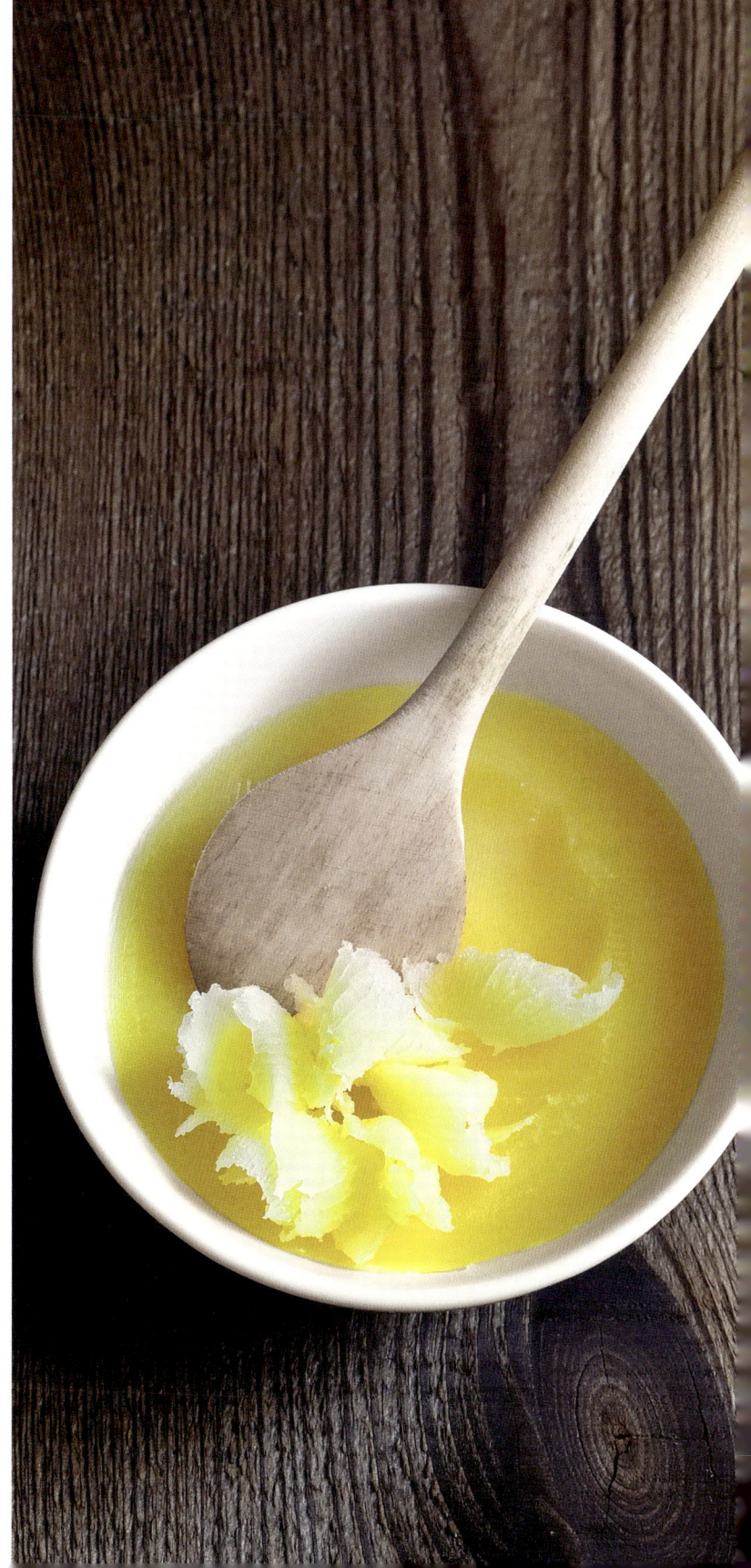

Salz

Salz ist ein wesentlicher Bestandteil der Speisen während der Detox-Kur. Es unterstützt den Körper beim Aufrechterhalten des Säure-Basen-Gleichgewichts. Libellen brauchen die erdende Wirkung. Während der Detox-Kur und generell gilt: Es darf ruhig schmecken! Wird zu wenig gesalzen, kommen Gelüste auf allerlei pikante Speisen wie Wurst und Chips, die uns das Leben eher schwer machen und meist reichlich leeres Industriesalz enthalten. Was immer wieder überrascht, ist die Rückmeldung von Menschen, die unter Bluthochdruck leiden und denen gesagt wird, der Konsum von Salz erhöhe den Blutdruck weiter: Während der Detox-Kur sinkt der Blutdruck frappant, die Wirkung hält auch danach eine Weile an. Offensichtlich wirkt sich das Salz in Kombination mit Mungbohnensuppe nicht erhöhend aus bzw. gibt es einen Zusammenhang mit der Art des verwendeten Salzes.

Ich empfehle naturbelassenes Salz, das noch alle Spurenelemente enthält. Während der Detox-Kur ist Steinsalz ohne Rieselhilfen, Jodierung und sonstige Zugabe von Stoffen gut geeignet, die Entgiftung zu unterstützen. Meersalz ist im Alltag besonders für Libellen ebenso empfehlenswert, würde aber durch die Wasserqualität das Ausschwemmen von eingelagertem Wasser während der Kur beeinträchtigen. Durch die starke Sonneneinstrahlung bei der Gewinnung kann es auch für Löwen zu stark erhitzend sein.

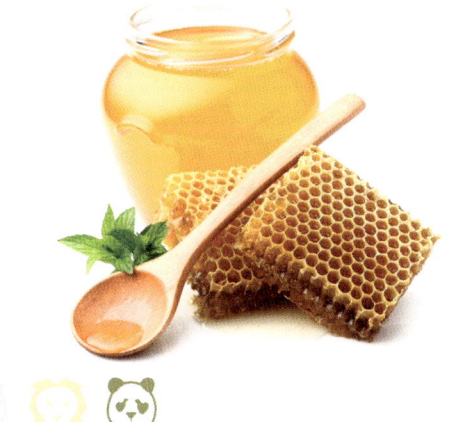

Honig

Naturbelassener Honig ist ein reines Nahrungsmittel für Körper, Geist und Seele, wirkt entzündungshemmend und stärkend. Obwohl Honig süß schmeckt, ist seine Wirkung im Körper nach der Verdauung scharf. So kommt es, dass Honig auch in unseren Breiten zur Schleimlösung bei hartnäckigem Husten verwendet wird bzw. dass wir zur abendlichen Milch einen Löffel Honig geben, um der schleimbildenden Wirkung der Milch entgegenzuwirken.

Achtung: Honig soll nicht über 40 Grad erhitzt und daher nicht zum Kochen oder Backen verwendet werden. Durch das Erhitzen wird „der Nektar zum Gift", steht in den alten Schriften. Unsere westliche Wissenschaft hat festgestellt, dass die wichtigsten im Honig enthaltenen Vitamine und Enzyme beim Erhitzen zerstört werden. Es geht quasi der Mehrwert gegenüber weißem Industriezucker verloren.

Gemüse

Die meisten Gemüsearten sind für die Detox-Kur geeignet. Löwen mit großem Hunger können die angegebene Menge in den Rezepten noch erhöhen. Wurzelgemüse (Karotten, Pastinaken, Sellerie, Petersilienwurzeln, Rote Rüben/Rote Beete) und Kürbisarten für Libellen und Blattgemüse wie Spinat oder Mangold für Löwen und Pandas sind gleichermaßen geeignet. Spargel ist eine herrlich harntreibende Alternative im Frühjahr, Fenchelknollen und Staudensellerie sind es im Sommer und Herbst. Kohl- und Krautgemüse kann dann verwendet werden, wenn es auch im alltäglichen Speiseplan ohne Beschwer-den (Blähungen) gut vertragen wird. Bitte während der Detox-Kur keine Nachtschattengewächse wie Kartoffeln (Ausnahme für die Aufbau-Phase nach der Kur), Tomaten, Auberginen und Paprika verwenden.

Immer wieder werde ich gefragt, ob auch Erbsen und Mais verwendet werden können. Erbsen sind wie Mungbohnen Hülsenfrüchte und kein Gemüse. Ich verwende sie nur als junge Zuckerschoten. Mais ist ein stärkereiches, nahrhaftes Getreide und daher weniger für die Abbautage geeignet.

Zwiebel und Knoblauch

Diese beiden Würzmittel werden in der ayurvedisch/yogischen Küche nicht empfohlen, da sie die „niederen Instinkte" besonders von Löwen fördern. Sie wirken antiseptisch, blutverdünnend und cholesterinsenkend, sind aber auch schwer verdaulich. Durch das Anrösten in Ghee besonders mit Kreuzkümmel und Koriander wird die negative, dumpf machende Wirkung aber ausgeglichen.

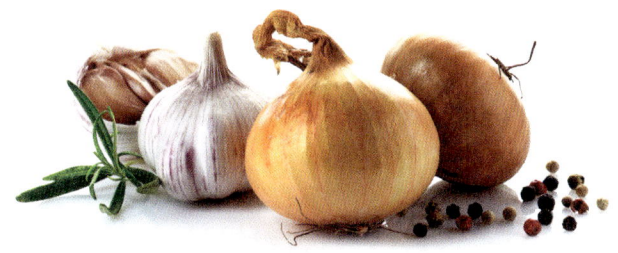

Trockenfrüchte

Die Trockenfrüchte steuern die Süße zu den Speisen der Detox-Kur bei. Ganz wichtig, um den Gusto nach Süßem im Zaum zu halten. Es können gedörrte Zwetschken (Pflaumen), Marillen (Aprikosen), Datteln, Rosinen oder Cranberrys verwendet werden – bitte ungeschwefelt und ohne Zusatzstoffe kaufen!

Gewürze

Die Gewürze sehe ich als Besonderheit und mache eine Ausnahme vom Regionalitätsprinzip. Erstens wurden die meisten von ihnen schon vor Tausenden von Jahren über die Seidenstraße und andere Handelswege nach Europa gebracht und ihre positiven Auswirkungen auf unser Verdauungssystem wurden von Heilkundigen wie Hildegard von Bingen geschätzt. Gewürzpflanzen nehmen die Sonnenenergie in ihrer Heimat auf und speichern sie meist als wärmende Schärfe – also Löwen-Energie – in ihren Samen und Wurzeln. Zweitens sind sie gerade in diesen Zeiten des Überangebots an Nahrung für uns Mitteleuropäerinnen und -europäer eine gute Möglichkeit, unser Verdauungsfeuer anzukurbeln. Genau diese Wirkung ist für das Gelingen der Detox-Kur immens wichtig.

Auf die Frage, ob bevorzugt Gewürze im Ganzen oder gemahlen gekauft werden sollten, folgende Überlegung: Wichtige Inhaltsstoffe, die die Wirkungsweise der Gewürze ausmachen, sind ätherische Öle. Diese Öle bleiben in den ganzen Samen ca. 2 Jahre bei trockener, kühler, weitestgehend luftdichter Lagerung erhalten. Bei gemahlenen Gewürzen können sie schneller entweichen, diese sollten daher innerhalb eines Jahres verbraucht werden.

Tipp: Ich persönlich schätze den fast alchimistischen Prozess, meine ausgewählten Gewürze im schweren Granitmörser zu zerstoßen und miteinander zu vermahlen. Damit diese Gewürzmischungen länger haltbar sind, röste ich sie eine Minute in Ghee an und gebe sie in ein verschraubbares Glas.

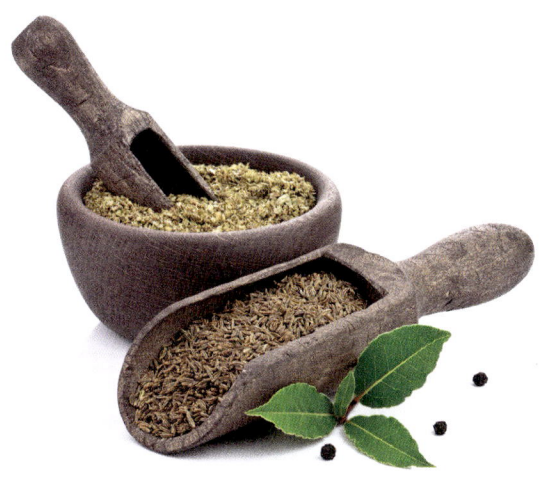

Kreuzkümmel (Mutterkümmel)

Kreuzkümmel zählt zu den milden Gewürzen. Er stärkt das Verdauungsfeuer, wirkt blähungswidrig und ist auch für Löwen nicht zu erhitzend. Kreuzkümmel zählt zu den Gewürzen, die in den in Europa verbreiteten Curry-Mischungen enthalten ist. Er wirkt ausgleichend und regt einerseits an, andererseits beruhigt er hitzige Gemüter und reizende Gerichte. Kreuzkümmel sorgt für einen schönen Teint, fördert die Durchblutung und reinigt das Blut. Wenn Sie jedoch zu den Menschen zählen, die Kreuzkümmel nicht riechen können, lassen Sie ihn weg.

Fenchel

Fenchel harmonisiert Körper, Geist und Seele. Traditionell geben wir unseren Babys Fencheltee zur Beruhigung und gegen Blähungen. Fenchel unterstützt den Körper bei der Entgiftung, entlastet unsere Ausscheidungsorgane und wirkt auch bei Menstruationsbeschwerden und Husten krampfmildernd. Fenchel wirkt während der Stillzeit milchbildend.

Der milde Geschmack und die dennoch hochwirksamen ätherischen Öle helfen uns, schwer verdauliche Speisen gut zu verdauen. In Indien werden nach dem Essen meist in Zucker gegossene Fenchelsamen gereicht, die genüsslich gekaut werden.

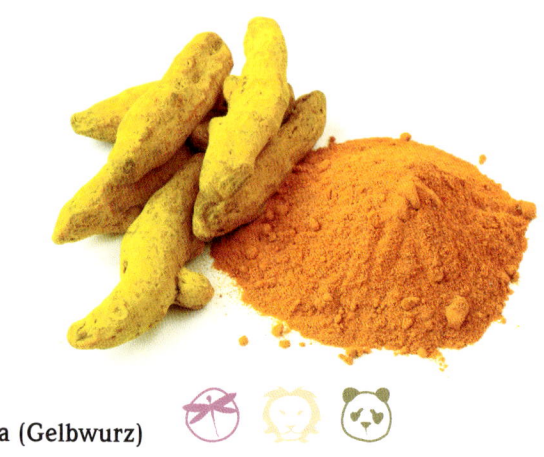

Kurkuma (Gelbwurz)

Kurkuma gehört zu den milden, für Löwen gut geeigneten Gewürzen. Die meist gemahlen erhältliche Wurzel zählt zu den Wundermitteln schlechthin: Sie wirkt heilsam auf Leber und Galle, entzündungshemmend und hilft uns, mit schädlichen Bakterien im Darm fertigzuwerden. Kurkuma reinigt das Blut und wirkt sich sowohl innerlich als auch äußerlich angewandt positiv bei unreiner Haut aus. In größeren Mengen eingenommen soll Kurkuma Krebs vorbeugen bzw. lindert bei einer Erkrankung die Nebenwirkungen der Chemotherapie. Die Wurzel sorgt für die gelbe Farbe in Curry-Mischungen, aber Achtung: Sie wird auch zum Färben von Stoffen verwendet und dementsprechend schwer lassen sich Flecken aus der Kleidung entfernen.

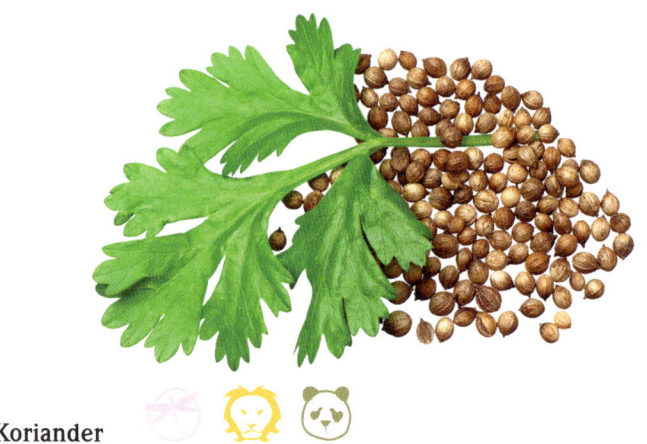

Koriander

Koriander ist das einzige mir bekannte Gewürz, das auch für Löwen ausgleichend wirkt. Die Samen stärken die Verdauung, nähren unser Herz, sie wirken appetitanregend und entzündungshemmend. Bei Migräne unterstützt Koriander die Entgiftung im Darm, der Blutkreislauf sackt ab und der Magen entspannt sich. Koriander wirkt harntreibend und regt die Nierentätigkeit an.

Korianderkraut wird in der asiatischen Küche und hier besonders in der Thai-Küche gerne verwendet. Wer den seifigen Geschmack nicht mag, sollte dezent dosieren. Das Kraut wirkt belebend und erfrischend.

Schwarzkümmel

Schwarzkümmel ist uns aus der orientalischen Küche bekannt. Er zeichnet sich durch milden Geschmack und sanfte Heilwirkung auf das Verdauungsfeuer aus. Schwarzkümmel hilft, das Immunsystem bei Allergien wieder ins Gleichgewicht zu bringen, wirkt heilsam bei Neurodermitis, entzündungshemmend, antibakteriell, blutzuckersenkend u.v.m. In einem Forschungsprojekt wurde herausgefunden, dass uns der regelmäßige Verzehr von Schwarzkümmelöl uninteressant für Zecken und wahrscheinlich auch für Stechmücken (Gelsen) macht.

Tipp: Schwarzkümmel immer im Ganzen verwenden (nicht in den Mörser geben).

Galgant

Galgant ist eine ingwerähnliche Wurzel, allerdings etwas milder, und wurde bereits von Hildegard von Bingen vielfältig verwendet. Ich schätze den sanft senfigen Geschmack und empfehle Galgant für Löwen, die keine anderen Gewürze vertragen. Galgant hat ausgleichende Wirkung auf das Verdauungssystem, auf Herz- und Blutkreislauf.

Ajowan (Ajwain)

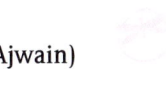

Ajowan hat eine stark verdauungsfördernde, entgiftende und entwässernde Wirkung. Er kann gerade Löwen rasch zu scharf sein, sie sollten mit diesem Gewürz sehr sorgsam umgehen. Pandas hingegen schätzen seine Wirkung sehr, er erzeugt ein Gefühl von Leichtigkeit im Körper und mildert Wassereinlagerungen. Ajowan stärkt das Lungen- und Herz-Kreislauf-System und soll sogar bei Impotenz hilfreich sein.

Asafoetida (Hing)

Auch Asafoetida wird schon seit ewigen Zeiten in Europa verwendet. Hildegard von Bingen beschreibt ihn ob seines etwas seltsamen Geruchs im Rohzustand als „Stinkasant" oder „Teufelsdreck". Beim Rösten und Kochen verwandelt sich der „Gestank" in knoblauchähnlichen Duft und Geschmack, der diesen gut ersetzen kann. Asafoetida wirkt blähungswidrig und ist ein Tonikum für Libellen. Er sollte allen Hülsenfruchtgerichten beigegeben werden.

Asafoetida stärkt Darm und Immunsystem, wirkt antibakteriell, ist hilfreich bei Menstruationsbeschwerden, Leber- und Milzschwäche und befreit den Körper von Giften und Bakterien. Er hat positive Auswirkungen auf das Gehirn und kann bei leichten Herzbeschwerden lindernd wirken. Ein Wundermittel schlechthin, für Löwen allerdings ob der stark erhitzenden Wirkung nur in fast schon homöopathischer Dosis zu empfehlen.

Kardamom

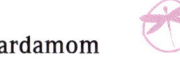

Kardamomsamen liegen in kleinen, grünen Schoten, als solche sind sie relativ günstig erhältlich, jedoch mühsam auszulösen. Kardamom fördert die Verdauung (facht das Verdauungsfeuer an) und die Milztätigkeit und vertreibt Schleim aus Magen und Lunge. Kardamom regt Geist und Herz an, verleiht Klarheit und Freude. Die Samen neutralisieren die schleimbildende Wirkung von Milch. Eine Prise vom Pulver, am besten frisch gemahlen, verbessert die Verträglichkeit von Kaffee. Bei Übelkeit oder dem Gefühl eines flauen Magens hilft das Kauen von einigen Körnchen. Nebenbei wird der Atem erfrischt und das Zahnfleisch gestrafft.

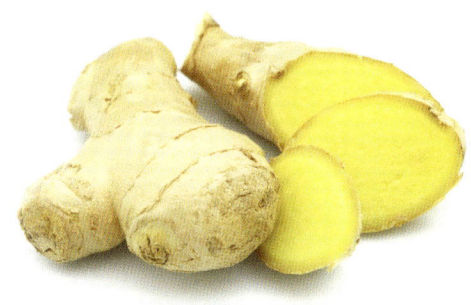

Ingwer

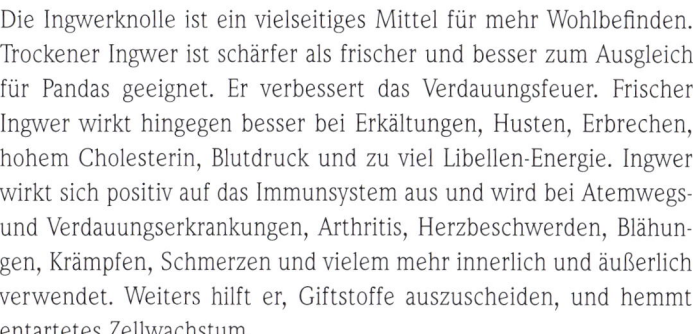 

Die Ingwerknolle ist ein vielseitiges Mittel für mehr Wohlbefinden. Trockener Ingwer ist schärfer als frischer und besser zum Ausgleich für Pandas geeignet. Er verbessert das Verdauungsfeuer. Frischer Ingwer wirkt hingegen besser bei Erkältungen, Husten, Erbrechen, hohem Cholesterin, Blutdruck und zu viel Libellen-Energie. Ingwer wirkt sich positiv auf das Immunsystem aus und wird bei Atemwegs- und Verdauungserkrankungen, Arthritis, Herzbeschwerden, Blähungen, Krämpfen, Schmerzen und vielem mehr innerlich und äußerlich verwendet. Weiters hilft er, Giftstoffe auszuscheiden, und hemmt entartetes Zellwachstum.

Zimt

Zimt kräftigt und harmonisiert Kreislauf und Durchblutung, ist wohltuend bei Erkältungen und Grippeerkrankungen. Er wirkt schmerzlindernd bei Zahnschmerzen und verspannter Muskulatur, stärkt das Herz, wärmt die Nieren und fördert das Verdauungsfeuer.

DETOX FÜR
GEFÜHLE UND GEDANKEN

Im alltäglichen Anwenden der ayurvedischen Prinzipien habe ich gelernt, wie körperliche und geistige Ebene ineinandergreifen und sich gegenseitig bedingen. Einerseits löst sich während einer gelungenen Psychotherapie ein körperliches Problem und andererseits erlebe ich, dass körperliche Prozesse wie Massagen und Behandlungen und Detox-Kuren bzw. eine Ernährungsumstellung geistig-seelische Probleme auflösen können. Wo der Hebel angesetzt wird, scheint mir gleichgültig.

Viele Detox-Kur-Teilnehmerinnen und -Teilnehmer berichten, dass sie an den Fasttagen von Putzfimmel und Ordnungswut überfallen werden. Alles soll schön sauber sein, im Außen wie im Innen. Häufig werden „Baustellen" angegangen, die schon lange liegen geblieben sind: Gerümpel vom Dachboden wird entsorgt, Fotos werden geordnet oder Rechnungen sortiert.

Hier ein paar Möglichkeiten, das Loslassen und das Neuwerden zu unterstützen:

RITUALE zum Loslassen

Nehmen Sie sich am ersten Tag der Detox-Kur eine gute halbe Stunde Zeit. Zünden Sie eine Kerze an, legen Sie angenehme Instrumentalmusik auf und wenn Sie Lust haben, räuchern Sie Salbei oder Weihrauch oder zünden Sie eine Duftlampe mit ätherischen Ölen an. Bereiten Sie ein paar Blätter Papier – in bunten Farben – und einige Stifte vor.

Setzen Sie sich gemütlich hin, schließen Sie die Augen und atmen Sie ein paar Mal tief in den Bauch ein und aus. Spüren Sie, wie Ihre Gedanken und Gefühle langsam ruhiger werden und Sie ganz hier im Moment ankommen.

Lenken Sie Ihre Wahrnehmung darauf, was in Ihrem Leben losgelassen werden will. Gibt es wiederkehrende Konflikte? Situationen, in denen Sie immer gegen Ihre innere Stimme handeln? Welche Gewohnheiten, die Ihnen nicht guttun, wollen Sie schon lange ablegen? Welche Veränderungen stehen in Ihrem Leben an, und was gilt es, dafür aufzugeben? Versenken Sie sich in diese und ähnliche Fragen. Lassen Sie sich von Ihrer inneren Stimme, Ihrer Intuition leiten.

Öffnen Sie die Augen, wenn Sie Antworten in sich gefunden haben, und nehmen Sie ein Stück Papier. Je nach Belieben zeichnen oder schreiben Sie darauf, was Sie loslassen wollen bzw. sollen. Sie können auch auf jedes Blatt ein Wort oder Sätze zu unterschiedlichen Themen schreiben.

Nehmen Sie sich Zeit dafür, alles zu Papier zu bringen. Falls nötig, schließen Sie immer wieder zwischendurch die Augen und versuchen Sie, noch tiefer hinter das Thema zu schauen und alle Aspekte zu erforschen. Richten Sie Ihre Aufmerksamkeit dabei darauf, was sie selbst verändern können. Sollten Vorwürfe und Ansprüche an Personen in Ihrer Umgebung aufkommen, fragen Sie sich, was Sie loslassen können, um die Situation für Sie zum Besseren zu verändern.

Wenn Sie wirklich alles aufgeschrieben haben, verabschieden Sie sich innerlich von Ihren Themen, sagen Danke, da diese bisher wertvoll für Ihren Lebensweg waren, und übergeben Sie sie einem Element:

- dem Feuer zur Transformation:
  Verbrennen Sie die Zettel in einer Feuerschale, im Lagerfeuer, im Ofen. Bekräftigen Sie die Handlung mit: „Danke. So sei es."

- dem Wasser fürs Im-Fluss-Sein:
  Zerreißen Sie die Zettel in kleine Stücke oder falten Sie Schiffe daraus und setzen Sie diese in einen Bach oder Fluss. Bekräftigen Sie die Handlung mit: „Danke. So sei es."

- Der Luft für die Leichtigkeit:
  Zerreißen Sie die Zettel oder falten Sie Papierflieger daraus. Gehen Sie auf einen Hügel, Berg oder Turm und lassen Sie sie fliegen. Am besten an einem windigen Tag. Bekräftigen Sie die Handlung mit: „Danke. So sei es."

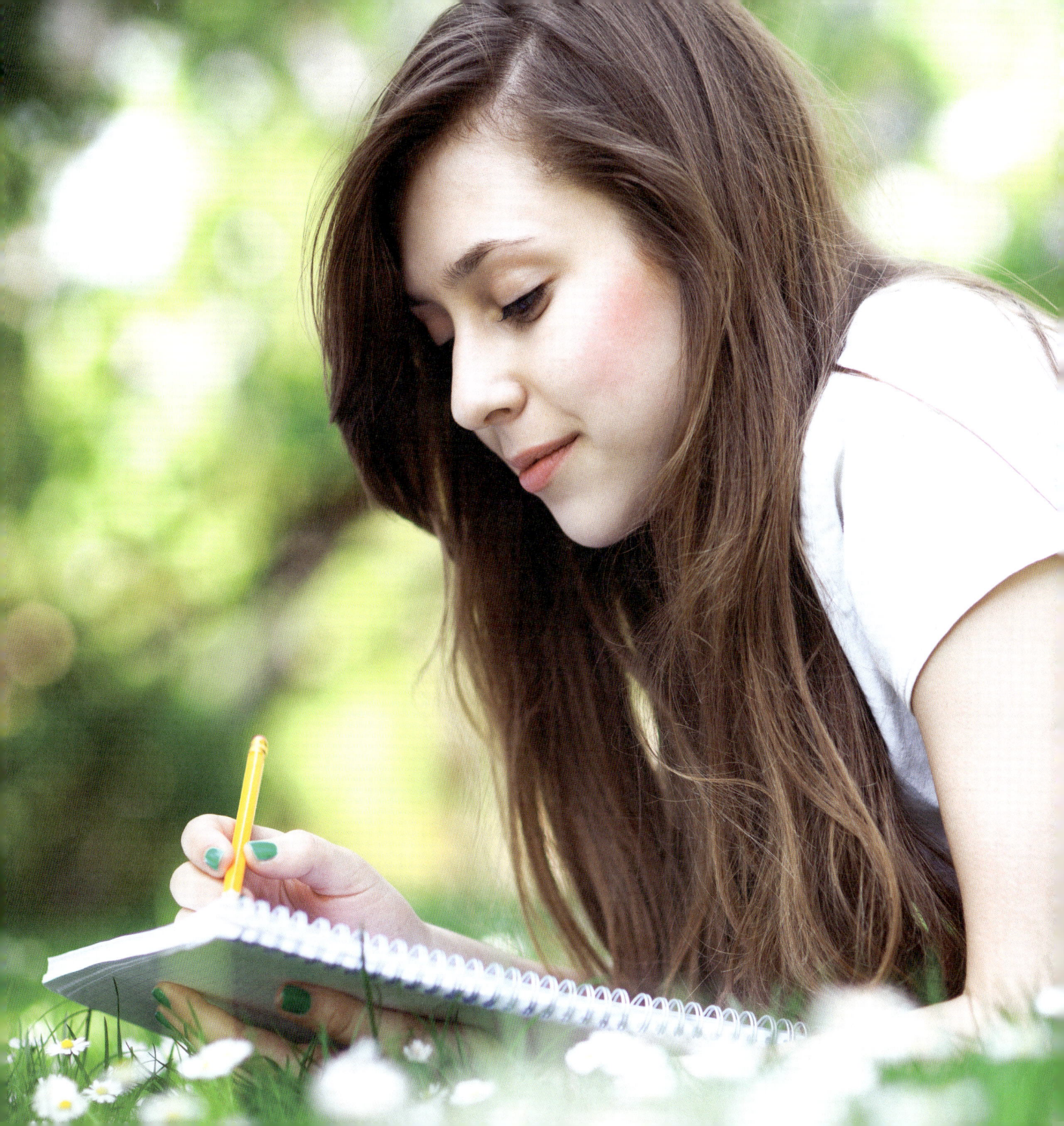

MEDITATION, um den Körper bereit zu machen

Der Hintergrund zu dieser Meditation ist folgender: Manchmal nehmen Menschen, die sich eine Gewichtsabnahme wünschen, während der 10-tägigen Detox-Kur kaum ein Kilogramm ab. Das kommt selten, aber doch vor. Gerade wenn Sie dazu neigen, vieles auf sich zu nehmen, sich um alles zu kümmern, wenn Sie Aufgaben übernehmen, die sonst niemand macht oder nicht so gut erledigt wie Sie, wenn Sie immer alles gut und perfekt machen und haben wollen, kann es gut helfen, vorab diese Übung durchzuführen:

Nehmen Sie sich am ersten Tag der Detox-Kur eine gute halbe Stunde Zeit und stellen Sie sicher, dass Sie nicht gestört werden. Zünden Sie eine Kerze an, legen Sie angenehme Instrumentalmusik auf und wenn Sie Lust haben, räuchern Sie Salbei oder Weihrauch oder zünden Sie eine Duftlampe mit ätherischen Ölen an.

Legen Sie sich gemütlich hin, decken Sie sich zu, schließen Sie die Augen und atmen Sie ein paar Mal tief in den Bauch ein und aus. Spüren Sie, wie Ihre Gedanken und Gefühle langsam ruhiger werden und Sie ganz hier im Moment ankommen. Sie fühlen, wie Ihr Körper schwer auf der Unterlage aufliegt.

Lassen Sie Ihre Aufmerksamkeit dann durch den ganzen Körper wandern, beginnend bei den Füßen und Beinen, über die Hände und Arme, Rücken, Hals, Kopf, Gesicht, Rumpf und schließlich Bauch. Spüren Sie folgenden Fragen nach und nehmen Sie wahr, wo in Ihrem Körper dazu Resonanz entsteht. Das Gefühl, dass da irgendetwas „sitzt". Eine Blockade, ein Unwohlsein, Leere. Wenn Sie diese Stellen in und an Ihrem Körper entdecken, verweilen Sie mit Ihrer Aufmerksamkeit dort. Betrachten Sie die Stellen liebevoll, tauchen Sie ein in das Gefühl, das entsteht, und vielleicht kommen Bilder und Gedanken dazu hoch. Lassen Sie es einfach geschehen und bleiben Sie mit Ihrer Aufmerksamkeit dabei, bis sich das Unwohlsein, die Leere oder welche Empfindung auch immer langsam auflöst. Dann setzen Sie Ihren „Körper-Scan" weiter fort.

Fragen, die Sie sich stellen können:

• Was hindert mich am Loslassen?

• Wo habe ich mir genommen, was mir nicht gehört?

• Was kann ich nicht sein lassen?

• Wo halte ich fest?

• Was ist steif, rigide, unbeweglich?

• Wo ist Leere?

• Was fühlt sich unwohl an?

Verweilen Sie am Schluss noch einige Zeit mit beiden Händen am Bauch. Spüren Sie die Wärme, die durch Ihre Hände in den Körper fließt und ihn durchströmt, über die Beine, die Arme, den Rücken, den Kopf und die Vorderseite des Rumpfes wieder zu Ihren Händen zurückfließt und die Reste davon mitnimmt, die das Loslassen für Sie behindert haben. Genießen Sie das Gefühl von Leichtigkeit und Freiheit, das sich einstellt.

Bedanken Sie sich innerlich, bewegen Sie langsam Ihre Finger und Zehen, Arme und Beine und öffnen Sie die Augen, wenn Sie so weit sind.

Unterstützende MASSNAHMEN

Bewegung

Moderate Bewegung während der Detox-Kur ist eine Wohltat für die Gelenke und Muskeln: Spazierengehen, Nordic Walking oder bei guter Kondition leichtes Laufen sind dazu sehr gut geeignet.

Yoga

Empfehlenswert sind leichte Yoga- oder Gymnastikübungen am Morgen, um Blockaden zu lösen, Verklebungen der Faszien sanft zu entfernen und den Körper allgemein weicher und lockerer zu machen. Alle Übungen, die die Körpermitte kräftigen, dehnen und durch Drehbewegungen die Bauchorgane massieren, stärken unser Verdauungsfeuer und sind eine weitere Unterstützung für den Detox-Prozess.

Massage

Je nach Typ unterstützen Körperbehandlungen Detox im Gewebe, die Lymphbahnen werden geöffnet und das Wohlbefinden wird allgemein verbessert. Sie können sich selbst Gutes tun oder sich massieren lassen. Grundsätzlich sind Techniken wie Lymphdrainagen gut geeignet. Ayurvedische Massagen werden wieder typgerecht durchgeführt:

• sanfte Massagen mit viel warmem Öl für Libellen

• festere Massagen für Löwen

• Trockenbehandlungen mit Gewürzsäckchen (Kräuterstempel), Massagepulver oder einem Seiden- oder Sisalhandschuh für Pandas

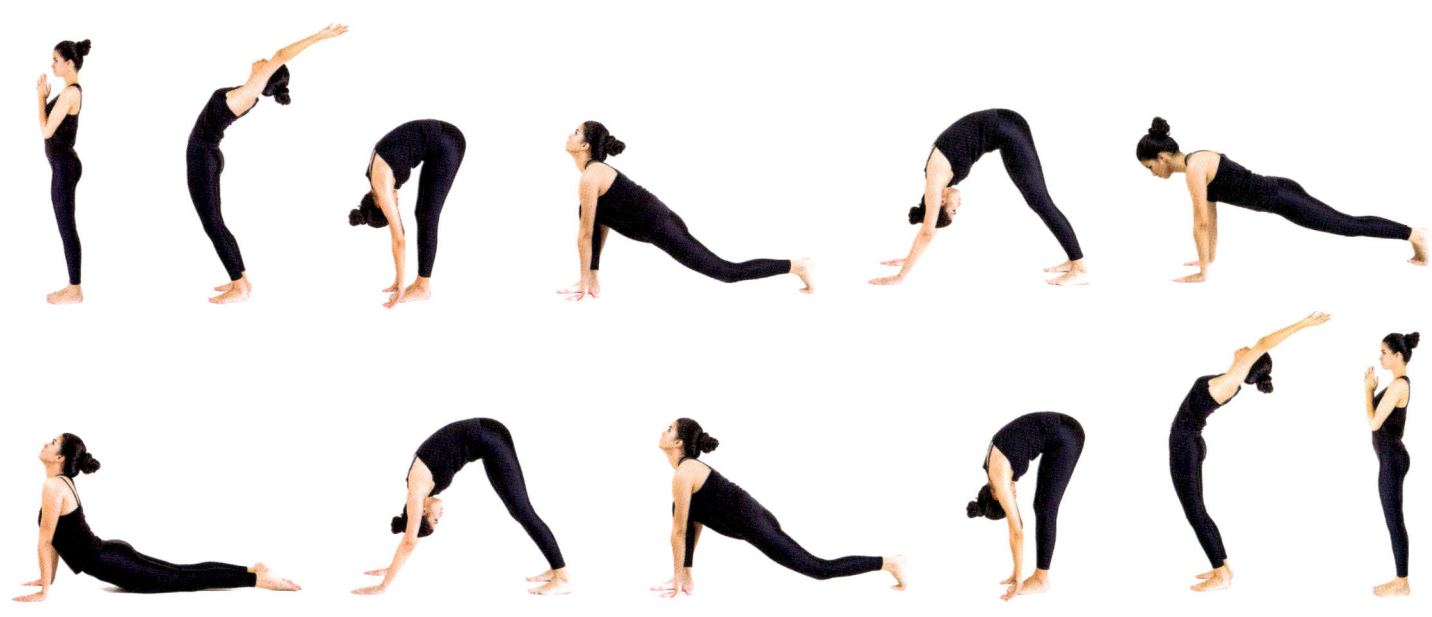

Raum für GEDANKEN

Raum für GEDANKEN

Häufige FRAGEN UND ANTWORTEN

Soll ich mir freinehmen oder kann ich die Detox-Kur auch während der Arbeit machen?

Die meisten Teilnehmerinnen und Teilnehmer gehen während der Kur ihrer Arbeit nach. Ich weise jedoch darauf hin, dass man die Abende unbedingt frei halten sollte, da Müdigkeit früher einsetzt und man dieser auch nachgeben sollte.

Wenn Sie arbeiten müssen, können Sie die Mungbohnensuppe in einem Warmhaltebehälter mitnehmen oder einfach dicker kochen und vor Ort mit heißem Wasser aufgießen. Die Fasttage sollten bewusst auf das Wochenende gelegt werden, um die nötige Ruhe zu finden.

Ich bin müde und komme gar nicht in die Gänge. Ist das normal?

Das ist durchaus normal und kommt gerade an den ersten beiden Tagen recht häufig vor. Am besten ist es, der Müdigkeit nachzugeben und auch untertags kleine Schlafpausen (Nickerchen) zu halten.

Mir ist schwindelig, ich sehe nur eingeschränkt, meine Arme und Beine fühlen sich taub an und/oder zittern. Was ist das und was kann ich tun?

Es scheint eine Unterzuckerung einzutreten – bitte unbedingt bei beginnenden Anzeichen wie in der Frage beschrieben sofort einen Löffel Honig, eine Dattel oder Traubenzucker essen. Eine Unterzuckerung geht nicht von selbst weg!

Ich habe Kopfweh, was kann ich tun?

Kopfweh am ersten Abend ist meist Libellen-Kopfschmerz, der mit einem Einlauf (siehe Seite 34) gut wegzubekommen ist. Kopfschmerz an den weiteren Tagen, der beständig bleibt, ist Löwen-Kopfschmerz. Hier hilft es, die Leber mit einem Leberwickel (siehe Seite 39) zu entlasten bzw. am nächsten Tag die Suppe fast ohne Gewürze zu kochen und vor dem Kochen nur die halbe Menge Mungbohnen einzuweichen. Die andere Hälfte wird durch Basmatireis ersetzt, der ebenfalls mitgekocht wird.

Mir wird übel und ich kann die Suppe und Gewürze weder sehen noch riechen. Soll ich die Kur abbrechen?

Das kommt vor allem bei Löwen vor, die stark entsäuern. Gelegentlich auch bei anderen Typen, wenn häufig Koffein, Alkohol, weißer Zucker, Geschmacksverstärker oder Farb- und Konservierungsstoffe konsumiert werden. Im Moment wäre mehr Detox wohl zu viel. Daher am besten einmal nichts essen oder nur eine Handvoll weißen Reis. Bitte nie die Abneigung übergehen und weiterhin die Suppe essen. Nehmen Sie die Hinweise Ihres Körpers ernst! Wenn die Abneigung ein bestimmtes Gewürz betrifft, einfach dieses weglassen. Bei Besserung der Beschwerden die Suppe ohne die Gewürze und nur mit Kräutern kochen sowie die halbe Menge Mungbohnen durch Basmatireis (ungekocht) ersetzen.

Ich habe große Lust auf Fleisch, Wurst und Chips. Ist das normal?

Wahrscheinlich ist die Suppe zu wenig gesalzen. Die Mungbohnen vertragen ordentlich Salz, es soll gut und rund schmecken.

Ich bin Diabetikerin – kann ich die Detox-Kur machen?

Grundsätzlich wirkt sich die Kur positiv aus, bitte aber unbedingt mit der behandelnden Ärztin/dem behandelnden Arzt absprechen und auf jeden Fall die Fasttage ohne Essen auslassen!

Kann ich die Detox-Kur in der Schwangerschaft oder während der Stillzeit durchführen?

Nein, in dieser Zeit soll der Körper neues Leben aufbauen und nähren. Die Detox-Kur ist aber bei Kinderwunsch für Mann und Frau angebracht, um sich ideal auf die Empfängnis vorzubereiten.

Was tue ich, wenn ich morgens nicht ohne meinen Kaffee in die Gänge komme?

Während der Detox-Kur Kaffee zu trinken, ist nicht unbedingt vorteilhaft, da Kaffee im Körper Übersäuerung auslöst und diese durch die Kur ausgeglichen werden soll. Wer gar nicht darauf verzichten kann, sollte den Kaffee kurz, schwarz und mit einer Prise Kardamom trinken. Dann ist die Wirkung abgemildert. Wenn es schmeckt, am besten nach der Kur beibehalten!

Muss ich die Suppe jeden Tag frisch kochen oder kann ich für mehrere Tage vorkochen bzw. Reste am nächsten Tag essen?

Grundsätzlich sollte an jedem Tag frisch gekocht werden. Wenn einmal was übrig bleibt oder es aus beruflichen Gründen nicht anders möglich ist und am Vortag vorgekocht werden muss, dann auf gute und schnelle Kühlung achten. In der kalten Jahreszeit stelle ich die fertigen Speisen z. B. gleich ins Freie, gut abgedeckt versteht sich.

Ich bin ein Mischtyp – welchen Detox-Trunk soll ich verwenden?

Im Zweifelsfall am 1. und 2. Tag den für Libellen, am 3. und 4. Tag bzw. bis zum Schluss den für Löwen. Ist Panda-Energie auch ausgeprägt bzw. ist eine Gewichtabnahme gewünscht, ab dem 5. Tag den Trunk für Pandas.

Ich hatte als Teenager eine Bulimie/Magersucht. Kann ich die Detox-Kur durchführen?

Bitte nur unter psychologischer Begleitung. Die schnelle Gewichtabnahme während der Kur kann die Suchterlebnisse aus der Jugend wieder neu triggern und einen Rückfall auslösen. Gehen Sie sehr achtsam mit sich um und halten Sie sich an die Hinweise für Libellen.

Ich habe vergessen, die Mungbohnen am Vortag einzuweichen. Was tun?

Wenn Sie darauf vergessen haben, lassen Sie die Bohnen mindestens 4 Stunden im warmen Wasser an einem warmen Ort weichen.

REZEPTE

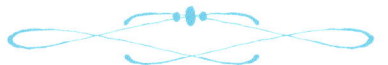

Die Smoothies-Rezepte sind bewusst allgemein gehalten. Eine Banane ist nicht gleich eine Banane. Sie kann süß-schmelzend oder zusammenziehend-erfrischend sein. Klein oder groß, dünn oder dick. Ebenso eine Avocado oder eine Birne. Die Rezepte sollen Lust auf Eigen-kreationen schaffen und inspirieren, neue Geschmackskombinationen auszuprobieren und so lange zu verfeinern, bis der Geschmack angenehm ist. Es kann eigentlich nichts schiefgehen!

Geraten Smoothies bitter, z. B. mit Wildkräutern wie Löwenzahn, genügt es, eine weitere Banane oder einen kleinen Löffel Honig dazuzugeben, und schon ist wieder alles im Lot. Die einzige Zutat, die im Smoothie nicht so gut schmeckt, ist Ruccola.

Die folgenden Rezepte sind jeweils für 500 Millilter bzw. für 1 bis 2 Personen geplant. Da Obst und Gemüse unterschiedlich groß ist, wird mit Flüssigkeit aufgefüllt.

Aus ayurvedischer Sicht ist es gut, Smoothies vor 14 Uhr zu trinken und als Zwischenmahlzeit mit mindestens 1 Stunde Abstand zu den Mahlzeiten zu genießen. Ausgelöffelt unterstützt der Speichel die Verdauung des cremigen Muses.

DER IDEALE MIXER

Je schneller die Umdrehungen des Gerätes sind, desto besser werden die Zutaten zerkleinert und umso leichter können gerade die Bestandteile der grünen Zutaten vom Körper aufgenom-men werden. Für den Anfang reicht auch ein Mixstab. Mixen Sie ruhig bis zu 1 Minute. Wem Smoothies guttun und wer sie in den täglichen Speiseplan aufnehmen will, dem ist mit einem professionellen Smoothiemixer gedient.

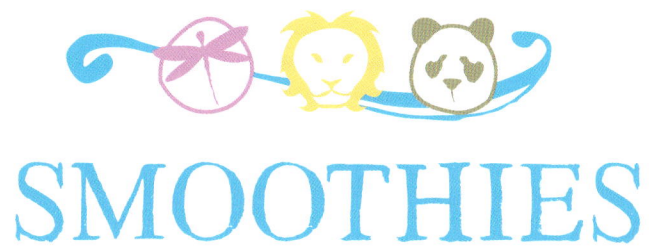

SMOOTHIES

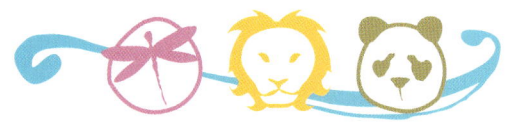

KLASSIKER

Zutaten:
1 Apfel, süß
1 Banane
2 Handvoll Grünzeug, wie
Spinatblätter, Löwenzahn,
Schafgarbenblätter, Gundermann,
Klee, Brennnessel, Minze …

Zubereitung:
Die grünen Zutaten und das Obst mit etwas Wasser gut sämig mixen.
Mit Wasser auffüllen und fertig mixen.

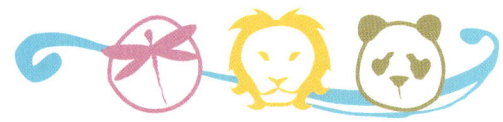

KUSS DER MARILLE

Zutaten:
4 – 5 Marillen (Aprikosen), reif
3 EL Sanddornsirup
1 TL Mandelmus
Mark von 1/2 Bourbon-Vanilleschote
10 Rotklee-Blüten
Ev. Apfelsaft, nach Geschmack

Zubereitung:
Alle Zutaten in den Mixer geben und gut durchmixen. Mit Wasser
oder Apfelsaft auffüllen und fertig mixen.

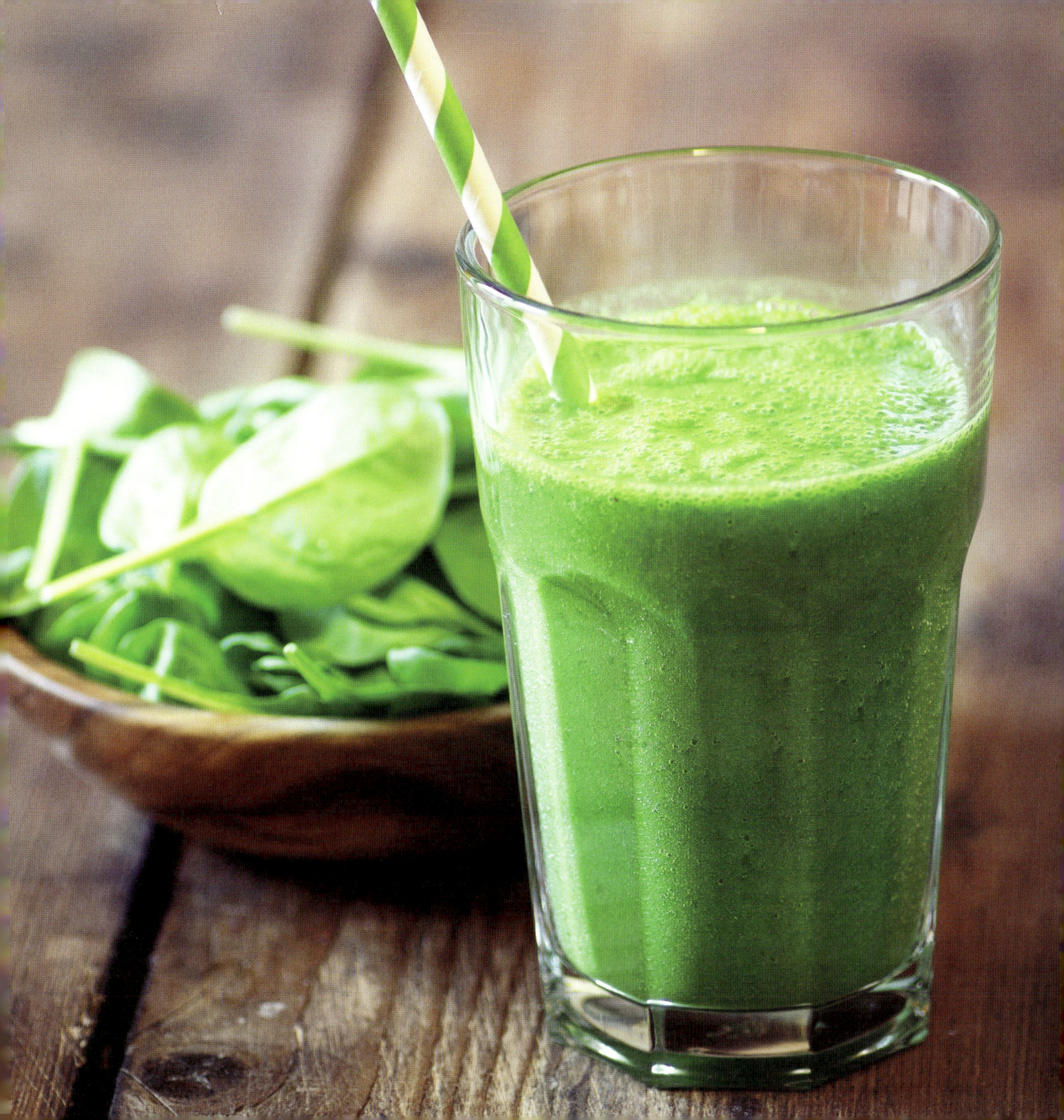

FEIGENTRAUM

Zutaten:

2 Handvoll Spinatblätter, jung
100 ml Kokosnusswasser
4 Feigen, frisch und reif
1/2 Avocado
1 Birne, reif
1 EL Flohsamenschalen

Zubereitung:

Spinatblätter und Kokosnusswasser mixen. Feigen und Avocado hinzugeben und mixen. Flohsamenschalen hinzufügen, mit Wasser auffüllen und fertig mixen.

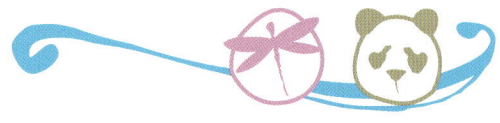

HOT GINGER

Zutaten:

1 Birne, reif
1 Apfel
1 daumendickes Stück Ingwer, frisch
1 TL Kokosfett
2 EL Leinsamen, geschrotet
Ev. Apfelsaft, nach Geschmack

Zubereitung:

Alle Zutaten gut mixen. Mit Wasser oder Apfelsaft auffüllen und fertig mixen.

OH PFLAUME

Zubereitung:

Alle Zutaten gut durchmixen und anschließend mit Traubensaft auffüllen. Fertig mixen.

Zutaten:

6 Zwetschken (Pflaumen), entkernt
4 Medjoul-Datteln, am besten frisch
1 TL Zimt
2 EL Traubenkernpulver
2 EL Chia-Samen, eingeweicht (siehe Seite 68)
Wildkräuter, nach Geschmack
Traubensaft, rot

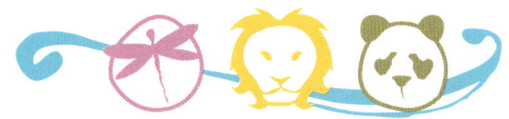

BLUEBERRY

Zutaten:

1 Handvoll Beeren, gemischt, z. B.
Brombeeren, Blaubeeren,
Himbeeren, Ribisel (Johannisbeeren)
1 EL Brennnesselpulver
1 EL Traubenkernpulver
1 Handvoll Trauben, blau
100 ml Granatapfelsaft, frisch
oder ungesüßt
2 EL Chia-Samen, eingeweicht

Zubereitung:

Alle Zutaten im Mixer gut zerkleinern. Bei Bedarf mit Wasser auffüllen. Wenn der Smoothie zu sauer ist, mit Honig oder Agavendicksaft nachsüßen.

> **Tipp:** Chia-Samen vorbereiten: 2 EL mit 100 ml Wasser in ein Schraubglas füllen. Gut durchmengen und im Kühlschrank aufbewahren. Hält sich gut 2 bis 3 Tage und kann als fertiges Gelee verwendet werden.

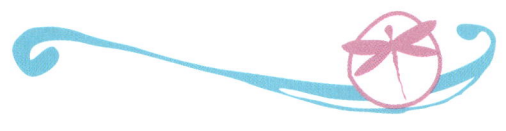

ERDBEERWOLKE

Zutaten:

6 – 7 Erdbeeren
1 Banane
100 ml Kokosmilch
1 EL Mandelmus
Mark von 1/2 Bourbon-Vanilleschote

Zubereitung:

Alle Zutaten gut mixen. Mit Wasser auffüllen und fertig mixen.

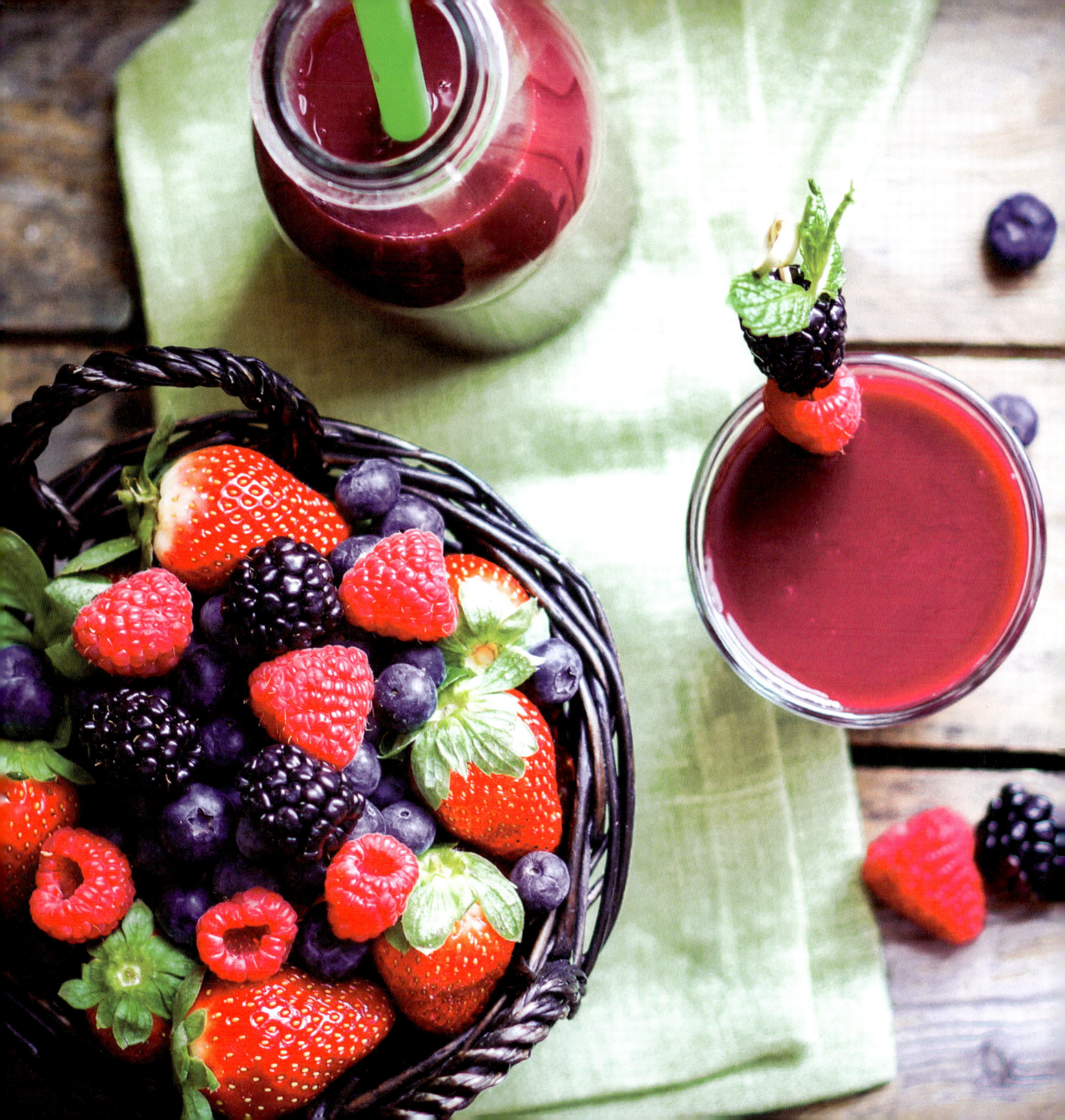

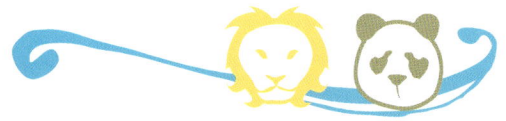

GREEN AS GREEN CAN BE

Zutaten:

1 Banane
1 Winterapfel, gelb, weich
1/2 Avocado, reif
1 ca. 5 cm langes Stück Gurke
Grün von 2 Mangoldblättern
1 Stück Staudensellerie mit Blättern
Petersilie und Löwenzahnblätter, nach
Geschmack
10 ml Aloe-vera-Saft

Zubereitung:

Alle Zutaten gut durchmixen, anschließend mit Wasser auffüllen und fertig mixen.

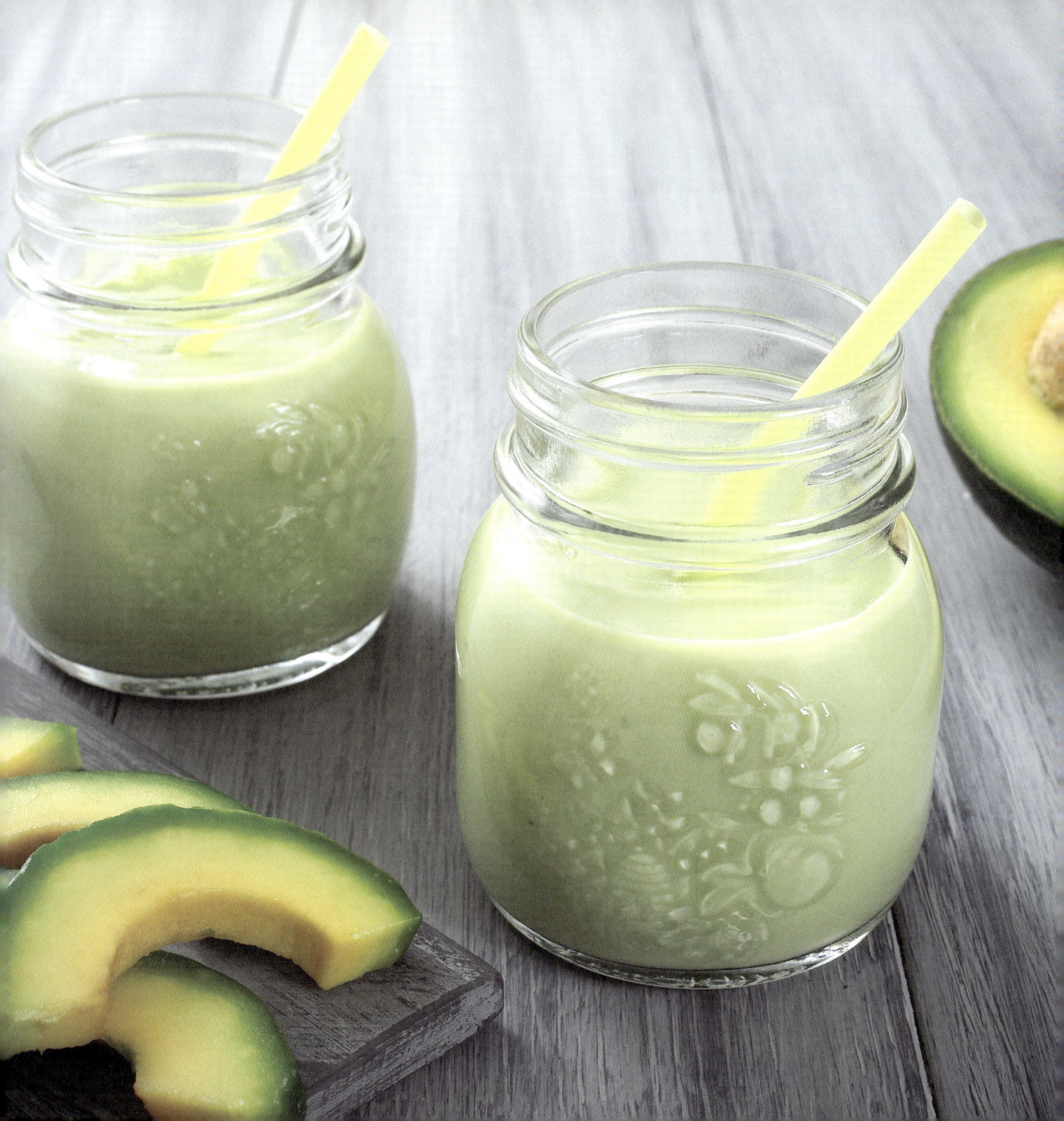

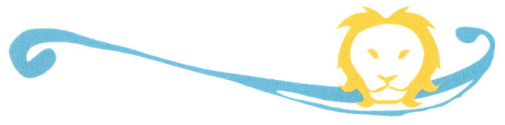

ALLES HEIDELBEERE
bei Durchfall

Zutaten:

2 Handvoll Heidelbeeren, am besten
Wildsammlung
1 Banane
100 ml Aloe-vera-Saft
1/2 Avocado
Minze und Salbei, nach Geschmack
Heidelbeersaft, ungesüßt

Zubereitung:
Alle Zutaten gut durchmixen und anschließend mit Heidelbeersaft auffüllen. Fertig mixen.

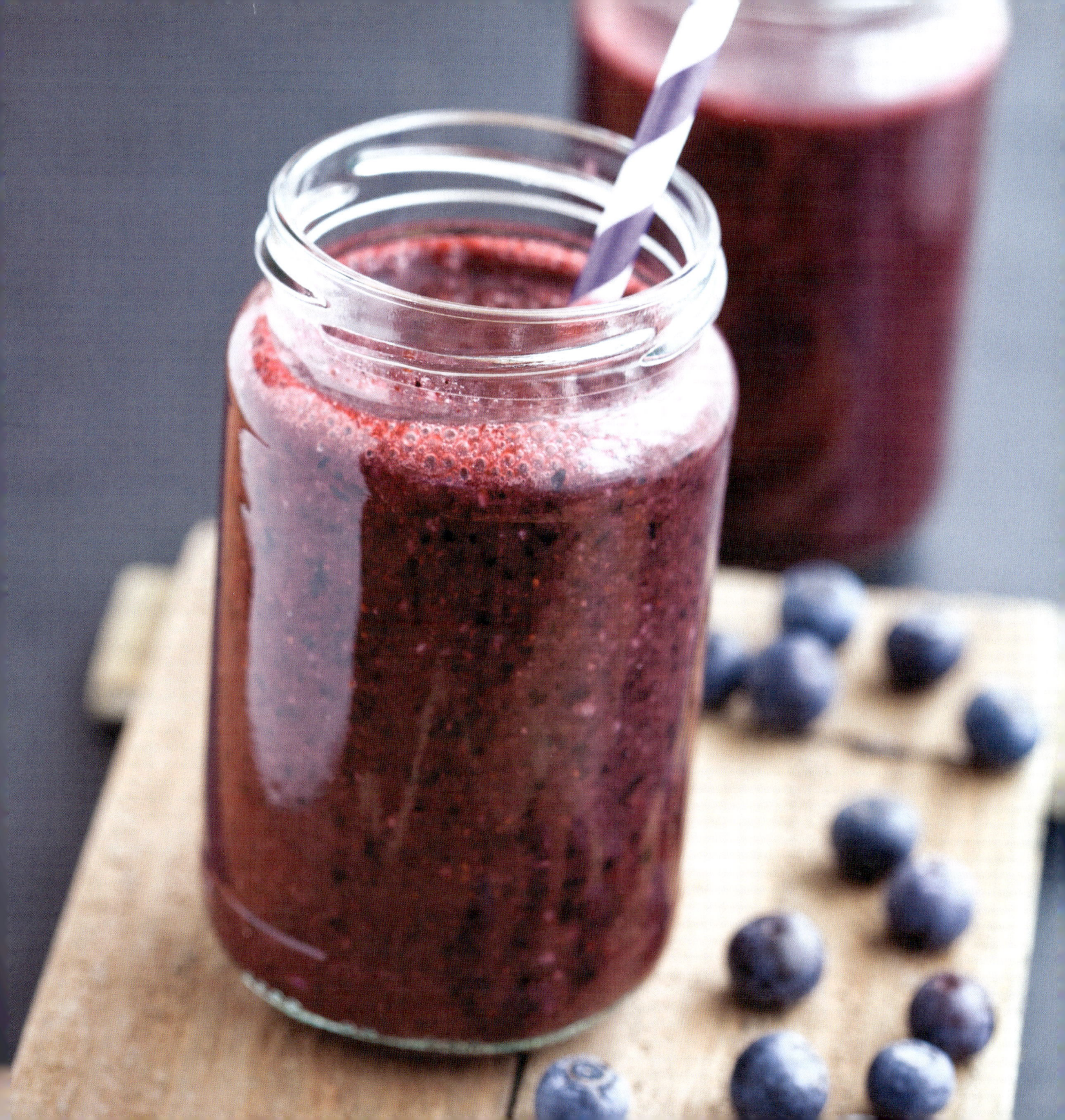

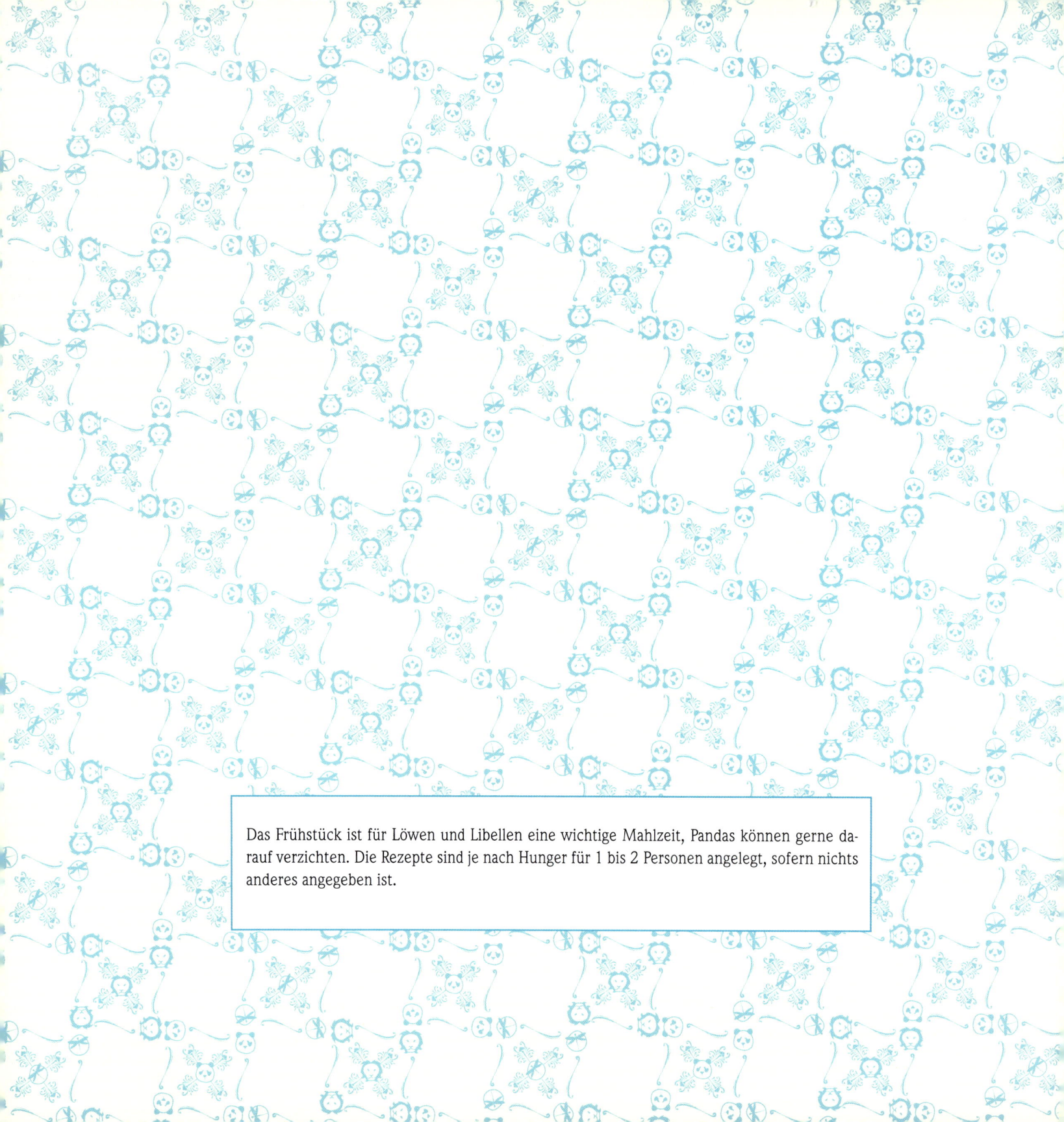

Das Frühstück ist für Löwen und Libellen eine wichtige Mahlzeit, Pandas können gerne darauf verzichten. Die Rezepte sind je nach Hunger für 1 bis 2 Personen angelegt, sofern nichts anderes angegeben ist.

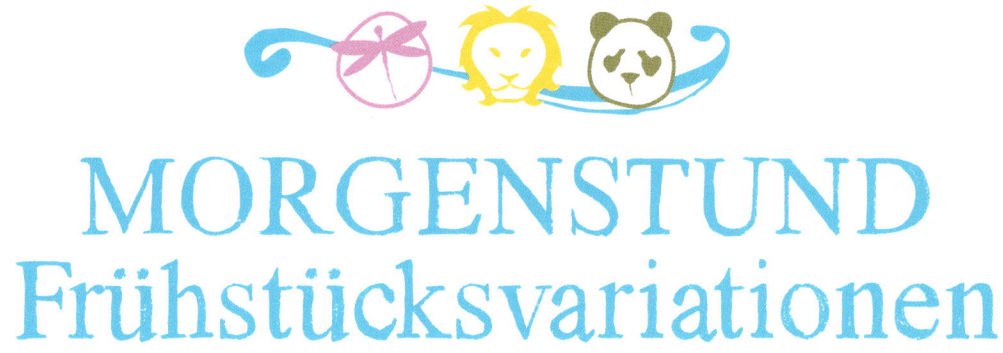

MORGENSTUND
Frühstücksvariationen

GERSTENBREI

Zutaten:

80 g Gerstenflocken
300 ml Wasser
3 Kardamomschoten
1 daumendickes Stück Ingwer, frisch
Salz
Etwas Zitronensaft
2 EL Honig
100 g Beeren der Saison

Zubereitung:

Gerstenflocken in einem Topf mit Wasser aufkochen. Hitze reduzieren, Kardamomschoten, Ingwer und Salz zugegeben und zugedeckt 15 Minuten köcheln lassen. Kardamom und Ingwer entfernen, mit Zitronensaft abschmecken und anrichten. Wenn der Gerstenbrei auf Esstemperatur abgekühlt ist, Honig unterrühren und mit Beeren dekoriert servieren.

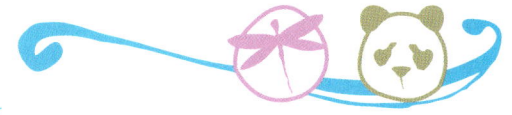

HAFERSTICH

Zubereitung:

Haferflocken leicht in etwas Ghee anrösten, Zimt und Kardamom mitrösten. Trockenfrüchte dazugeben und mit kochendem Wasser aufgießen.

10 Minuten dünsten. Mit Salz und etwas Zitronensaft verfeinern. Wenn der Haferstich auf Esstemperatur abgekühlt ist, Honig zufügen.

> Tipp: Pandas können frisch geschnittenen Ingwer dazugeben.

Zutaten:

50 g Haferflocken
1 EL Ghee
1/2 TL Zimt, gemahlen
1/2 TL Kardamom, gemahlen
50 g Trockenfrüchte, nach Geschmack
250 ml Wasser, kochend
Salz
Etwas Zitronensaft
2 EL Honig

POLENTA

Zutaten:
150 g Polenta (Maisgries)
300 ml Wasser
1 TL Lebkuchengewürz
Salz, nach Geschmack
1/2 Birne
1 TL Ghee
1 TL Kokosblütenzucker

Zubereitung:
Polenta (Maisgries) mit Wasser, Lebkuchengewürz und Salz in einem Topf zum Kochen bringen. Birne in Stücke schneiden, zur Polenta (Maisgries) geben und die Hitze reduzieren. Deckel draufsetzen und ca. 10 Minuten bei schwacher Hitze ziehen lassen. Gelegentlich umrühren. Nach 10 Minuten mit Ghee verfeinern und in einer Schüssel anrichten. Mit Kokosblütenzucker bestreuen.

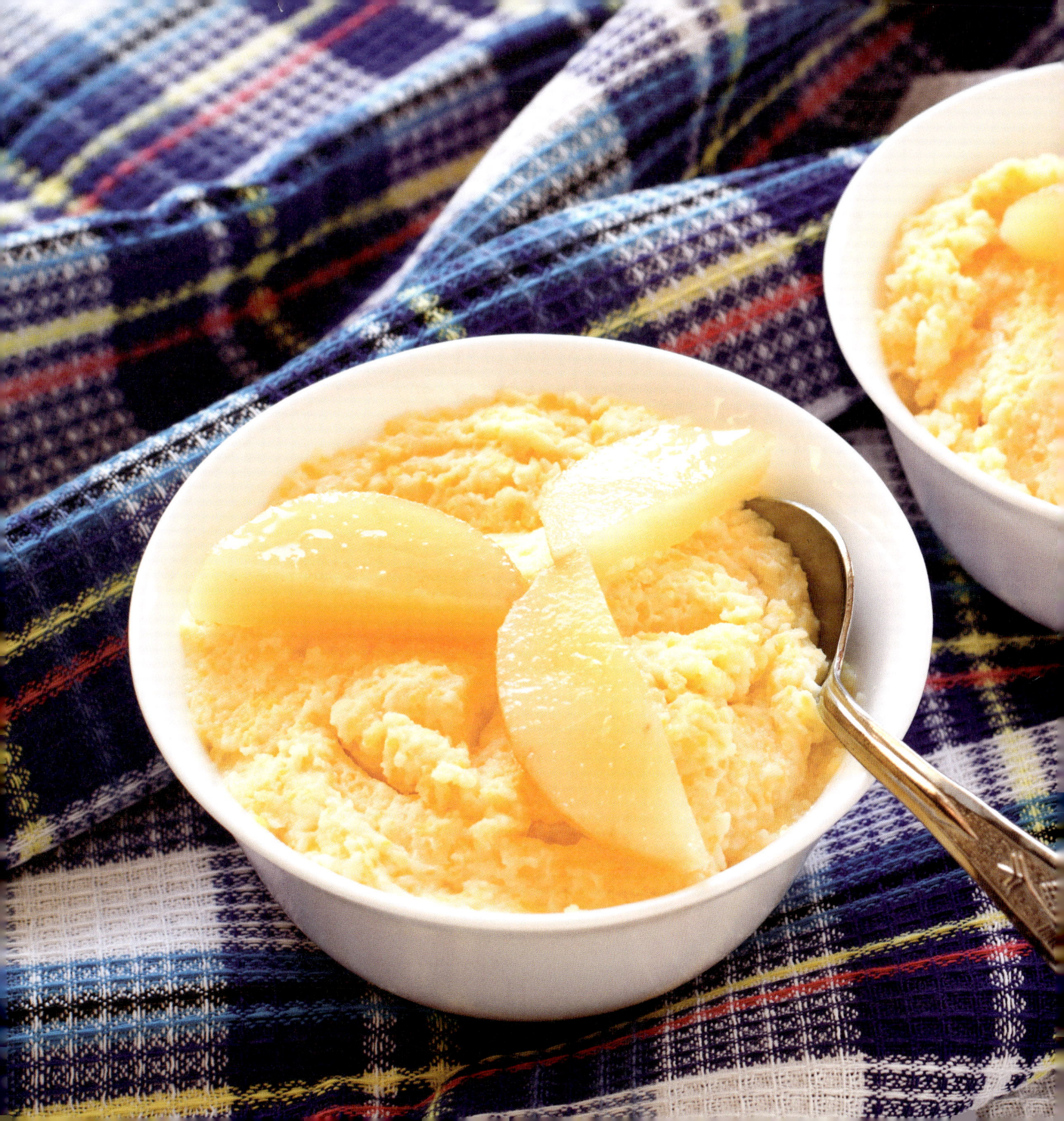

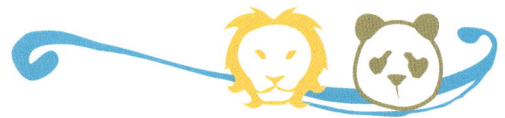

HIRSEBREI MIT FRÜCHTEN

Zutaten:
1 EL Ghee
50 g Hirseflocken
250 ml Wasser, kochend
Salz
150 g Obst, frisch, z. B. Pfirsich oder
Marille (Aprikose)
Minze
2 EL Ahornsirup
Mandelsplitter, zum Bestreuen

Zubereitung:

Ghee in einem Topf schmelzen und Hirseflocken anrösten. Mit kochendem Wasser aufgießen, mit Salz würzen und aufkochen lassen. Umrühren und Hitze reduzieren. Pandas und Libellen geben jetzt die Früchte dazu.

15 Minuten bei schwacher Hitze dünsten. Minze in feine Streifen schneiden, Mandelsplitter kurz in einer beschichteten Pfanne ohne Fett goldbraun rösten.

Den fertigen Hirsebrei mit Ahornsirup und Minze verfeinern – Löwen geben nun die frischen Früchte dazu. Mit Mandelsplittern bestreut servieren.

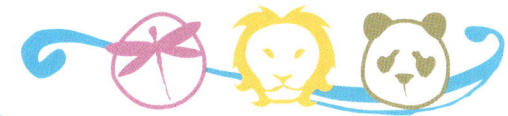

MANDEL-FLOHSAMEN-PUDDING

Zutaten:
200 ml Mandelmilch
2 EL Flohsamenschalen
2 EL Ahornsirup
Sanddornsirup

Zubereitung:
Alle Zutaten verrühren, in 2 kleine Schüsseln füllen und rund 30 Minuten quellen lassen. Mit etwas Sanddornsirup verfeinern. Pandas können noch klein geschnittenen Ingwer hinzufügen.

> **Tipp:** Flohsamenschalen regulieren die Verdauung.
> Dieses Frühstücksrezept ist sowohl bei Neigung zu Verstopfung als auch bei Durchfall zu empfehlen. Wichtig: Viel trinken!

SODABREAD

Zutaten:

500 g Dinkelvollkornmehl
2 EL Chia-Samen
500 ml Buttermilch
1 EL Natron
1 EL Rohrzucker
1 EL Salz

Zubereitung:

Alle Zutaten mit dem Knethaken des Handrührgerätes vermengen und 30 Minuten ruhen lassen. In eine gebutterte Kastenform füllen und ca. 60 Minuten bei 180 bis 200 Grad backen. Binnen 3 Tagen verbrauchen.

> **Tipp:** Die Kastenform kann auch mit Sesam oder Sonnenblumenkernen ausgestreut werden.
> Sodabread wird klassisch in Irland gebacken und gegessen. Für unseren Geschmack ist es oft „kuchig". Wenn man sich daran gewöhnt hat, schätzt man die Abwechslung.

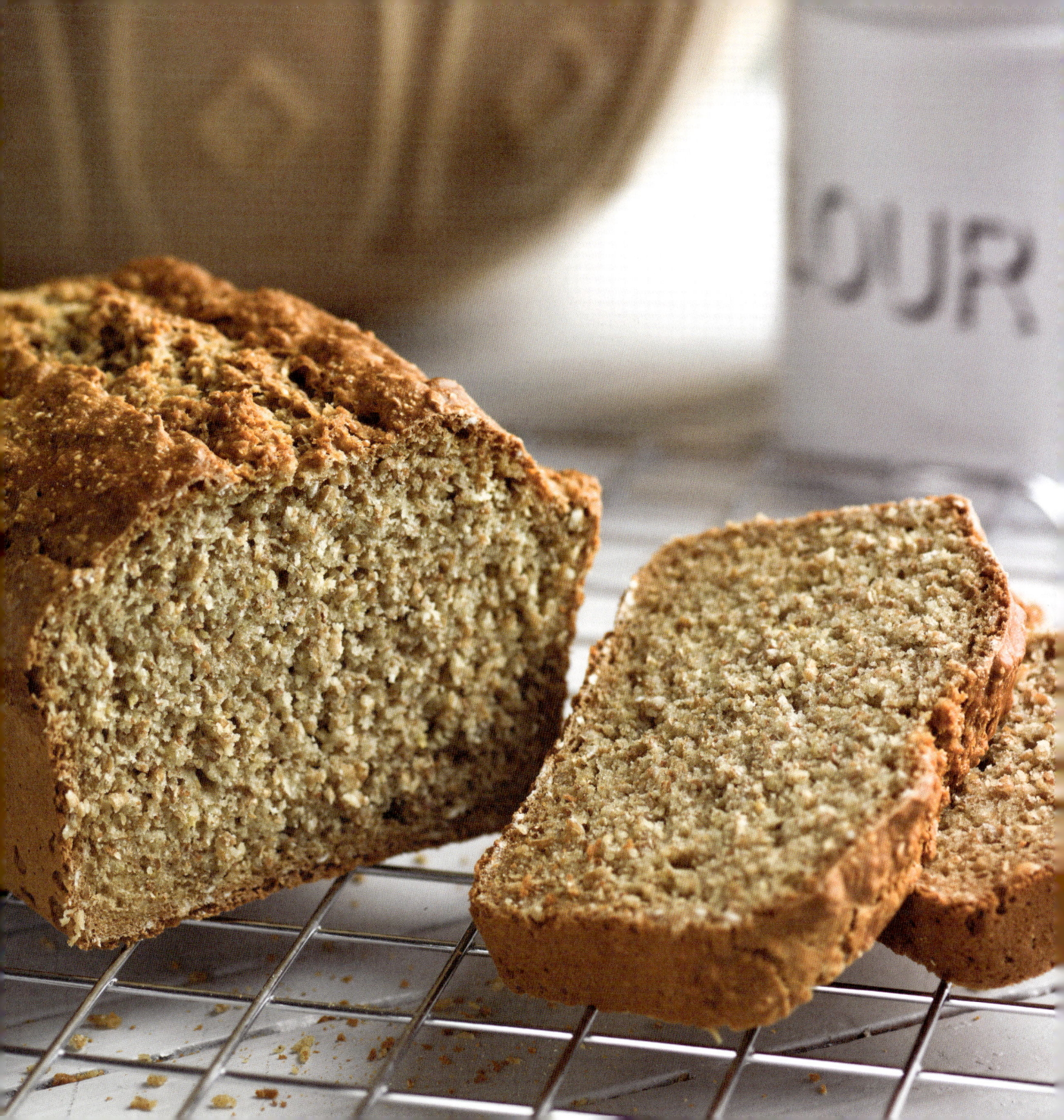

STRIEZEL
nach der Detox-Kur

Zutaten:

500 g Dinkelmehl
2 EL Zimt
1/2 TL Salz
50 g Rohrohrzucker
250 ml Milch, warm
1 Pkg. Trockenhefe
1 Ei
100 g Ghee

Zubereitung:

Mehl, Zimt, Salz und Zucker in einer großen Schüssel vermengen. In der Mitte eine Grube formen und warme Milch eingießen. Trockenhefe unterrühren, die Schüssel mit einem feuchten Tuch abdecken und ca. 15 Minuten an einem warmen Ort gehen lassen.

Ei und Ghee hinzufügen und alle Zutaten gut miteinander verkneten. Weitere 15 Minuten zugedeckt gehen lassen. 3 oder 4 Stränge formen und zu einem Zopf flechten. Bei 180 Grad im Ofen ca. 50 Minuten goldbraun backen.

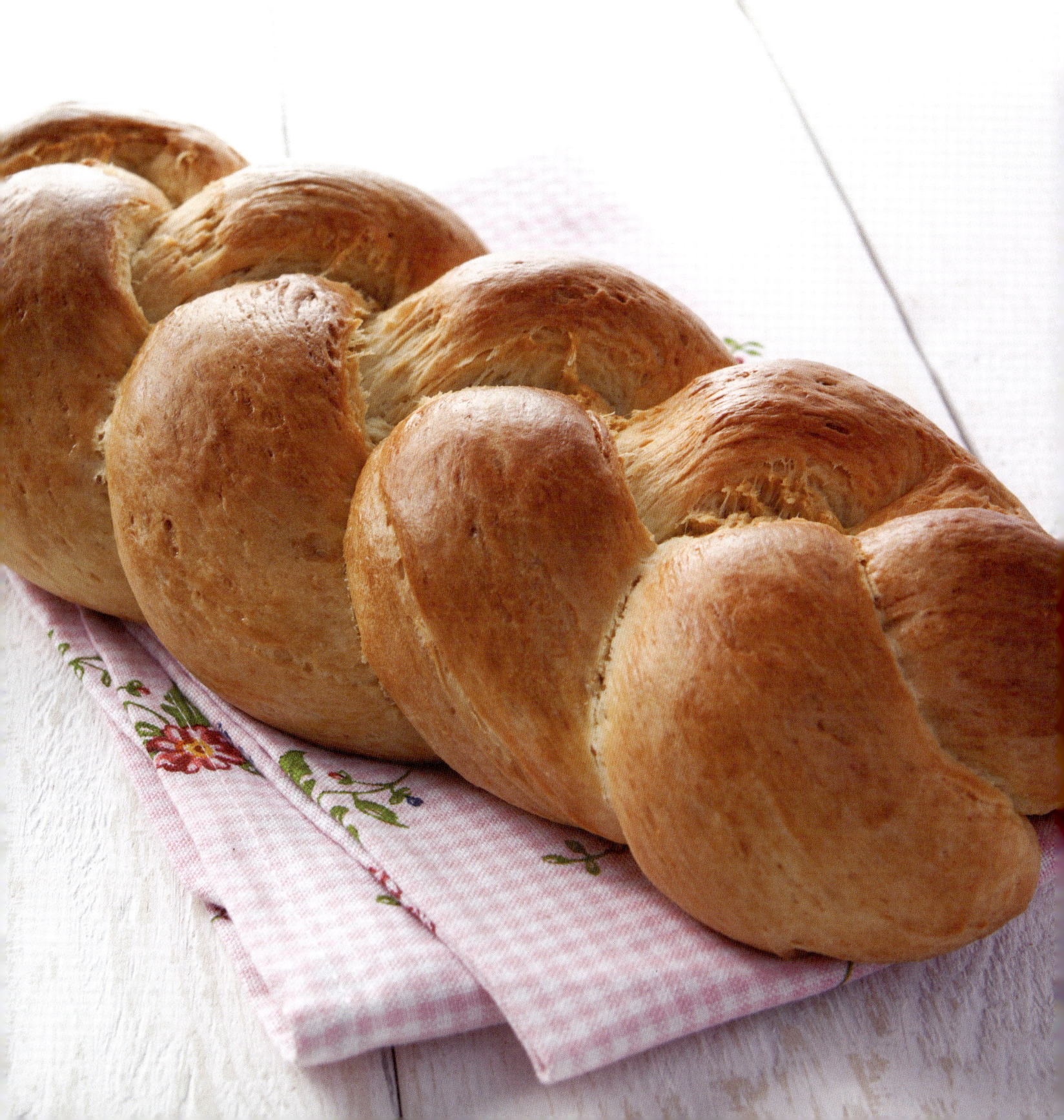

Mungbohnensuppe beseitigt Toxine, stimuliert das Verdauungsfeuer und reinigt Leber, Gallenblase und Gefäße. Idealerweise wird sie jeden Tag frisch gekocht. Die folgenden Rezepte sind als Tagesration für 1 Person oder als eine Mahlzeit für 2 Personen konzipiert.

Wenn es in der Früh schnell gehen muss, kann das Gemüse bereits am Abend vorgeschnitten und in einem verschlossenen Behälter im Kühlschrank gelagert werden. Besonders schnell geht die Zubereitung der Suppe mit einem Schnellkochtopf. Die Kochzeit verkürzt sich so von 50 auf 10 Minuten.

Wer auswärts arbeiten muss, kann die Suppe in einem Warmhaltebehälter mitnehmen oder einfach dicker kochen und vor Ort mit heißem Wasser aufgießen.

Tipp: **Mungbohnen immer schon am Vortag einweichen!**

Falls die Suppe (oder auch ein anderes Gericht) aus irgendeinem Grund nicht rund schmeckt, sondern zu sauer, zu salzig, zu leer ist, hilft fast immer ein kleiner Löffel Agavendicksaft.

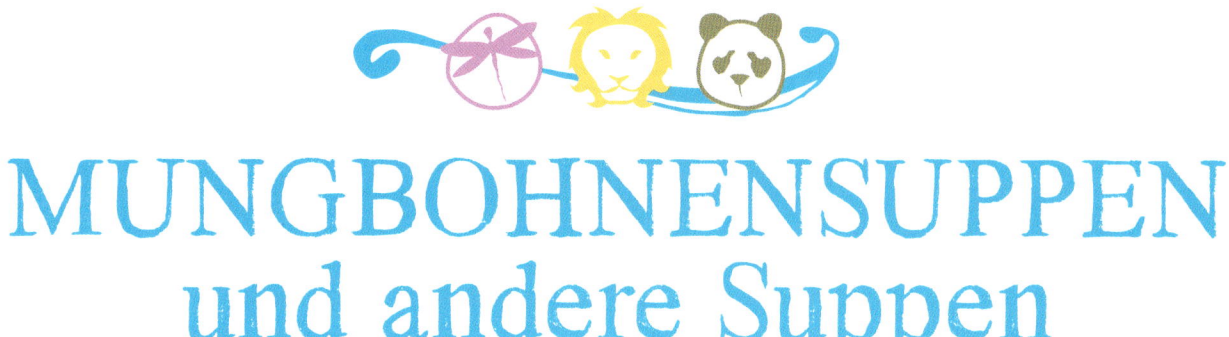

MUNGBOHNENSUPPEN
und andere Suppen

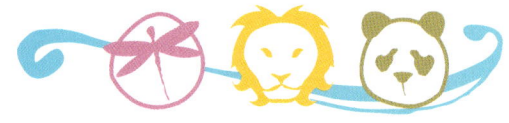

MUNGBOHNENSUPPE – KLASSISCH
mit Wurzelgemüse

Zutaten:

150 g Mungbohnen
1 Bund Suppengemüse, gemischt,
z. B. Karotten, Gelbe Rüben,
Sellerie, Petersilienwurzel, Lauch
30 g Datteln, getrocknet, entsteint
1/2 Zwiebel, rot
1 daumendickes Stück Ingwer, frisch
2 Knoblauchzehen
1 EL Gewürzmischung, typgerecht
1 EL Ghee
Saft von 1/2 Zitrone
Salz, nach Geschmack
650 ml Wasser, kochend
Petersilie, frisch, klein gehackt
Agavendicksaft, nach Geschmack

Mungbohnen am Vortag einweichen.

Zubereitung:

Gemüse würfelig schneiden, Datteln klein schneiden und Knoblauchzehen, Zwiebel und Ingwer fein hacken. Ghee in einem Topf schmelzen, die Gewürzmischung (z. B. Senfsamen, Galgant, Kurkuma, Kreuzkümmel, Paprika) kurz anrösten, Zwiebel, Ingwer und Knoblauch dazugeben.

Wenn der Duft aufsteigt, das Gemüse 1 bis 2 Minuten mitrösten. In der Zwischenzeit die eingeweichten Mungbohnen in einem Sieb gut abwaschen, abtropfen lassen und in den Topf geben. Unterrühren und mit dem kochenden Wasser aufgießen. Datteln dazugeben und ca. 50 Minuten unter gelegentlichem Rühren zugedeckt köcheln lassen. Zitronensaft und Salz hinzufügen, gegebenenfalls mit etwas Agavendicksaft abschmecken. 5 bis 10 Minuten durchziehen lassen und mit Petersilie bestreut servieren.

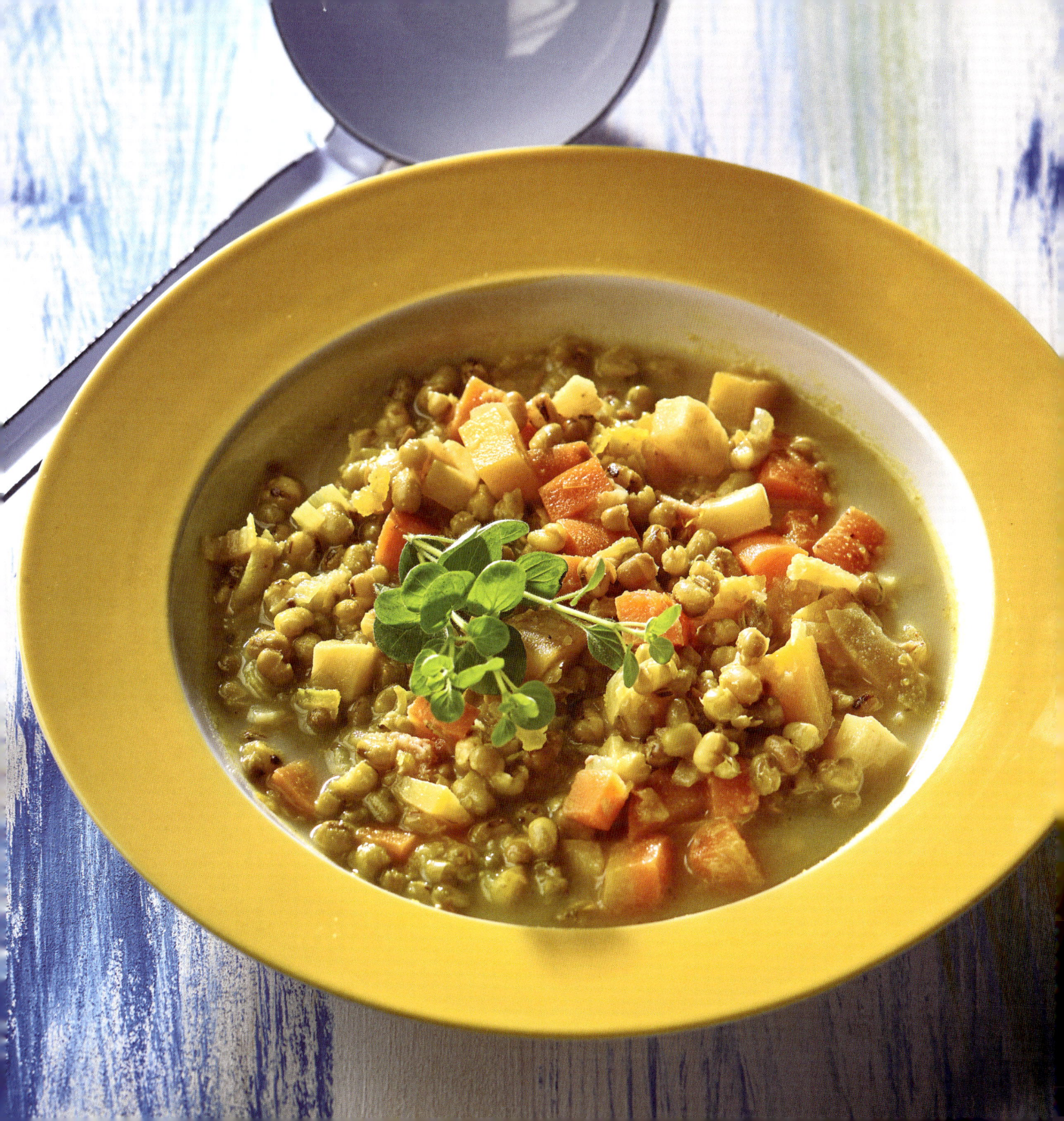

SENSATION MIT KÜRBIS

Zutaten:

150 g Mungbohnen
1/2 Hokkaido-Kürbis
1 EL Ghee
1 EL Gewürzmischung, typgerecht
1/2 Zwiebel, rot
2 Knoblauchzehen
1 TL Majoran
2 Lorbeerblätter
40 g Rosinen
650 ml Wasser, kochend
100 ml Apfelsaft, naturtrüb
Pfeffer
Salz
5 – 6 Basilikumblätter
Agavendicksaft, nach Geschmack

Mungbohnen am Vortag einweichen.

Zubereitung:
Hokkaido-Kürbis würfelig schneiden. (Diese Kürbissorte muss nicht geschält werden. Einfach die Kerne mit einem Esslöffel ausschaben.) Knoblauchzehen und Zwiebel fein hacken. Ghee in einem Topf schmelzen, die Gewürzmischung kurz anrösten, Zwiebel und Knoblauch dazugeben. Wenn der Duft aufsteigt, den Kürbis 1 bis 2 Minuten mitrösten.

In der Zwischenzeit die eingeweichten Mungbohnen in einem Sieb gut abwaschen, abtropfen lassen und in den Topf geben. Unterrühren und mit dem kochenden Wasser aufgießen. Majoran, Lorbeerblätter und Rosinen dazugeben und ca. 50 Minuten unter gelegentlichem Rühren zugedeckt köcheln lassen. Mit Apfelsaft, Pfeffer und Salz abschmecken, gegebenenfalls mit etwas Agavendicksaft abschmecken. 5 bis 10 Minuten durchziehen lassen und mit frisch gezupftem Basilikum bestreut servieren.

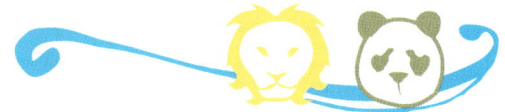

ALL ABOUT SELLERY

Mungbohnen am Vortag einweichen.

Zubereitung:

Sellerie würfelig schneiden und Schalotte fein hacken. Ghee in einem Topf schmelzen, typgerechte Gewürze im Mörser grob zerstoßen und im Ghee kurz anrösten. Schalotte dazugeben. Wenn der Duft aufsteigt, das Selleriegemüse 1 bis 2 Minuten mitrösten.

In der Zwischenzeit die eingeweichten Mungbohnen in einem Sieb gut abwaschen, abtropfen lassen und in den Topf geben. Unterrühren und mit dem kochenden Wasser aufgießen. Rosinen zugeben und ca. 50 Minuten unter gelegentlichem Rühren zugedeckt köcheln lassen. Zitronensaft und Salz hinzufügen, gegebenenfalls mit etwas Agavendicksaft abschmecken. 5 bis 10 Minuten durchziehen lassen und mit frischem Selleriegrün bestreut servieren.

> **Tipp:** Sellerie entwässert, stärkt die Nerven und das Gehirn, enthält große Mengen an Calcium und alle B-Vitamine. Sie neutralisiert zu viel Magensäure, sorgt für schönes Haar und schöne Haut und soll gar potenzfördernd wirken.
>
> **Aber Vorsicht:** Bei Nierenbeschwerden und während der Schwangerschaft sollte Sellerie nicht verwendet werden. Leider löst Sellerie bei vielen Menschen auch allergische Reaktionen aus.

Zutaten:

150 g Mungbohnen
1 Sellerieknolle, Durchmesser ca. 10 cm
2 Stangen Staudensellerie
1 Schalotte
1 EL Ghee
1 EL Gewürzmischung, typgerecht
650 ml Wasser, kochend
30 g Rosinen
Saft von 1/2 Zitrone
Salz
Selleriegrün
Agavendicksaft, nach Geschmack

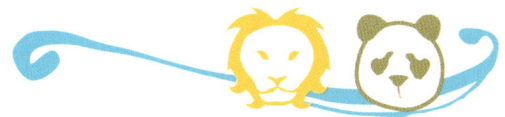

GANZ IN GRÜN

Zutaten:

150 g Mungbohnen
150 g Zucchini
150 g Mangold oder Spinat
30 g Trockenfrüchte
1 Stange Lauch, klein
2 Knoblauchzehen
1 EL Ghee
1 EL Gewürzmischung, typgerecht
Saft von 1/2 Zitrone
Salz
650 ml Wasser, kochend
Frische Kräuter
Agavendicksaft, nach Geschmack

Mungbohnen am Vortag einweichen.

Zubereitung:

Zucchini würfelig, Mangold oder Spinat in feine Streifen schneiden. Lauch in breitere Längsstreifen schneiden. Trockenfrüchte klein schneiden und Knoblauchzehen fein hacken. Ghee in einem Topf schmelzen, die Gewürzmischung (z. B. Senfsamen, Galgant, Kurkuma, Kreuzkümmel) kurz anrösten, Knoblauch dazugeben. Wenn der Duft aufsteigt, das Gemüse 1 bis 2 Minuten mitrösten.

In der Zwischenzeit die eingeweichten Mungbohnen in einem Sieb gut abwaschen, abtropfen lassen und in den Topf geben. Unterrühren und mit dem kochenden Wasser aufgießen. Trockenfrüchte dazugeben und ca. 50 Minuten unter gelegentlichem Rühren zugedeckt köcheln lassen. Zitronensaft und Salz hinzufügen, gegebenenfalls mit etwas Agavendicksaft abschmecken. 5 bis 10 Minuten durchziehen lassen und mit frischen Kräutern bestreut servieren.

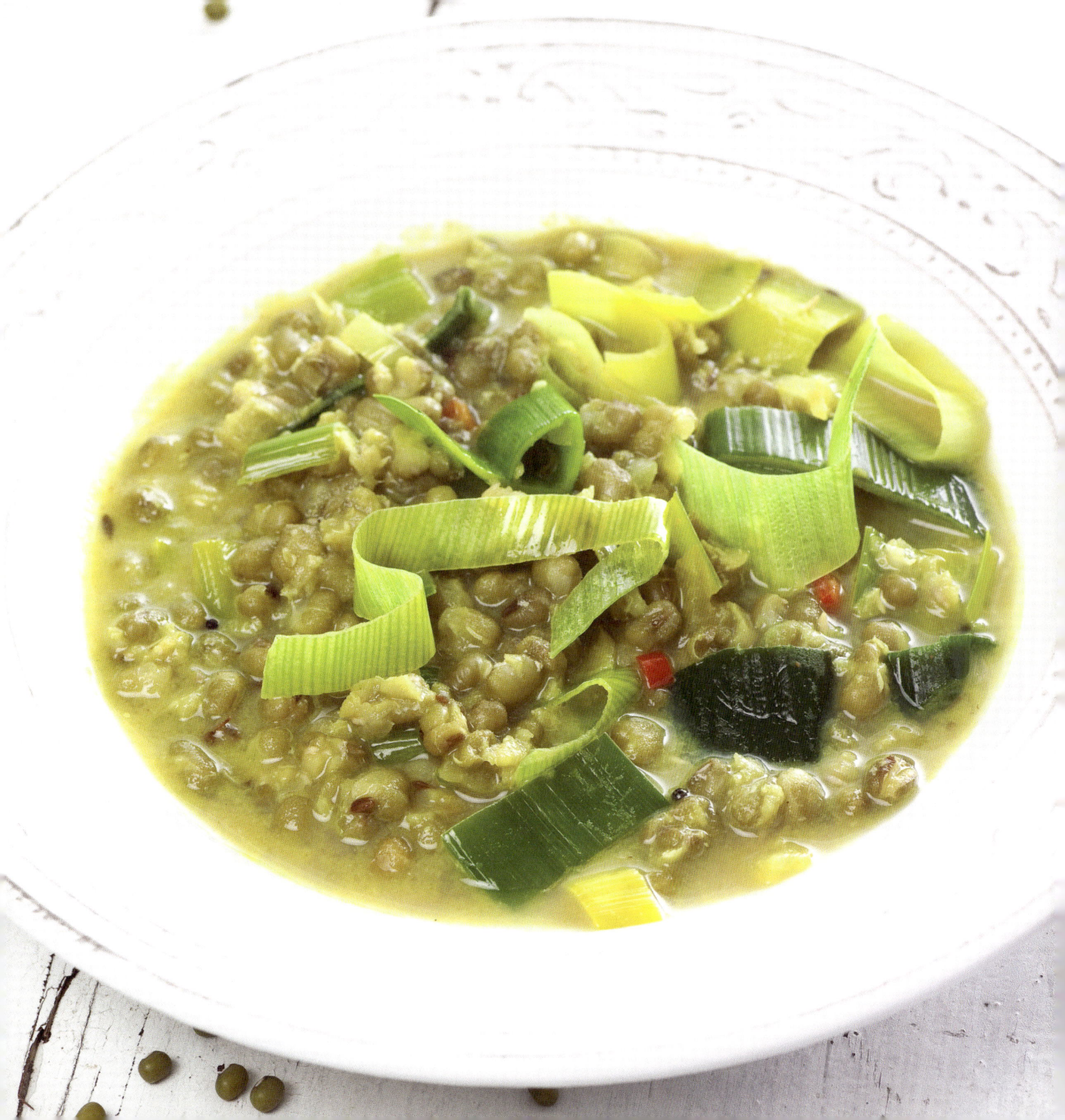

FENCHELSÜSS

Zutaten:

150 g Mungbohnen
1 Fenchelknolle
2 Karotten
30 g Marillen (Aprikosen), getrocknet
1 Schalotte
1 EL Ghee
1 daumendickes Stück Ingwer, frisch
1 TL Fenchelsamen
1 TL Koriandersamen
Saft von 1/2 Orange
Salz
650 ml Wasser, kochend
Dill- und Fenchelgrün
Korianderkraut
Ahornsirup, nach Geschmack

Mungbohnen am Vortag einweichen.

Zubereitung:

Den Strunk der Fenchelknolle entfernen, dann mit den Karotten würfelig schneiden. Marillen (Aprikosen) klein schneiden und die Schalotte fein hacken. Ghee in einem Topf schmelzen, Gewürze im Mörser grob zerstoßen und im Ghee kurz anrösten. Schalotte dazugeben. Wenn der Duft aufsteigt, das Gemüse 1 bis 2 Minuten mitrösten.

In der Zwischenzeit die eingeweichten Mungbohnen in einem Sieb gut abwaschen, abtropfen lassen und in den Topf geben. Unterrühren und mit dem kochenden Wasser aufgießen. Marillen (Aprikosen) dazugeben und ca. 50 Minuten unter gelegentlichem Rühren zugedeckt köcheln lassen. Orangensaft und Salz hinzufügen, gegebenenfalls mit etwas Ahornsirup abschmecken. 5 bis 10 Minuten durchziehen lassen und mit den frischen Kräutern bestreut servieren.

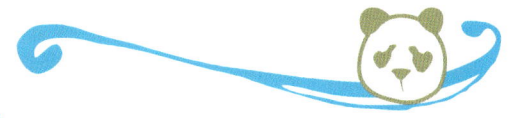

FEUERSUPPE

Mungbohnen am Vortag einweichen.

Zubereitung:

Rotkraut in feine Streifen schneiden, Rettich grob raspeln. Dörrzwetschken (Dörrpflaumen) klein schneiden, Zwiebel, Ingwer und Knoblauchzehen fein hacken. Sesamöl in einem Topf erhitzen, die Gewürzmischung kurz anrösten, Knoblauch, Ingwer und Zwiebel dazugeben. Wenn der Duft aufsteigt, das Gemüse 1 bis 2 Minuten mitrösten.

In der Zwischenzeit die eingeweichten Mungbohnen in einem Sieb gut abwaschen, abtropfen lassen und in den Topf geben. Unterrühren und mit dem kochenden Wasser aufgießen. Dörrzwetschken (Dörrpflaumen) dazugeben und ca. 50 Minuten unter gelegentlichem Rühren zugedeckt köcheln lassen. Granatapfelsaft, Pfeffer, Chili und Salz hinzufügen. 5 bis 10 Minuten durchziehen lassen und mit Senf- oder Kressesprossen bestreut servieren.

Zutaten:
150 g Mungbohnen
150 g Rotkraut
150 g Rettich, weiß
30 g Dörrzwetschken (Dörrpflaumen)
1 Zwiebel, klein
1 daumendickes Stück Ingwer, frisch
2 Knoblauchzehen
1 EL Sesamöl
1 EL Gewürzmischung, typgerecht
650 ml Wasser, kochend
100 ml Granatapfelsaft, frisch
oder ungesüßt
1/2 TL Chili
1/2 TL Pfeffer, grob zerstoßen
Salz
Senf- oder Kressesprossen, frisch

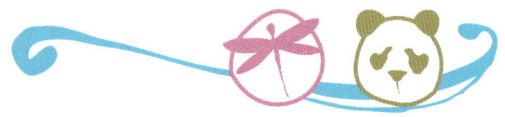

WINTERSÜPPCHEN

Zutaten:
150 g Mungbohnen
1/2 Chinakohl
1 Apfel
2 Petersilienwurzeln
1 Zwiebel, klein
2 Knoblauchzehen
1 EL Ghee
1 EL Zimtpulver
1 TL Koriander, grob zerstoßen
1 Prise Nelkenpulver
1 TL Schwarzkümmel
1/2 TL Pfeffer, grob zerstoßen
650 ml Wasser, kochend
30 g Rosinen
100 ml Apfelsaft
Salz
Sonnenblumensprossen, frisch

Mungbohnen am Vortag einweichen.

Zubereitung:
Chinakohl in feine Streifen schneiden, Apfel und Petersilienwurzeln in Würfel schneiden. Zwiebel und Knoblauchzehen fein hacken. Ghee in einem Topf erhitzen, Gewürze ganz kurz anrösten, damit der Zimt nicht verbrennt. Knoblauch und Zwiebel dazugeben. Wenn der Duft aufsteigt, das Gemüse 1 bis 2 Minuten mitrösten.

In der Zwischenzeit die eingeweichten Mungbohnen in einem Sieb gut abwaschen, abtropfen lassen und in den Topf geben. Unterrühren und mit dem kochenden Wasser aufgießen. Rosinen dazugeben und ca. 50 Minuten unter gelegentlichem Rühren zugedeckt köcheln lassen. Apfelsaft und Salz hinzufügen. 5 bis 10 Minuten durchziehen lassen und mit Sonnenblumensprossen bestreut servieren.

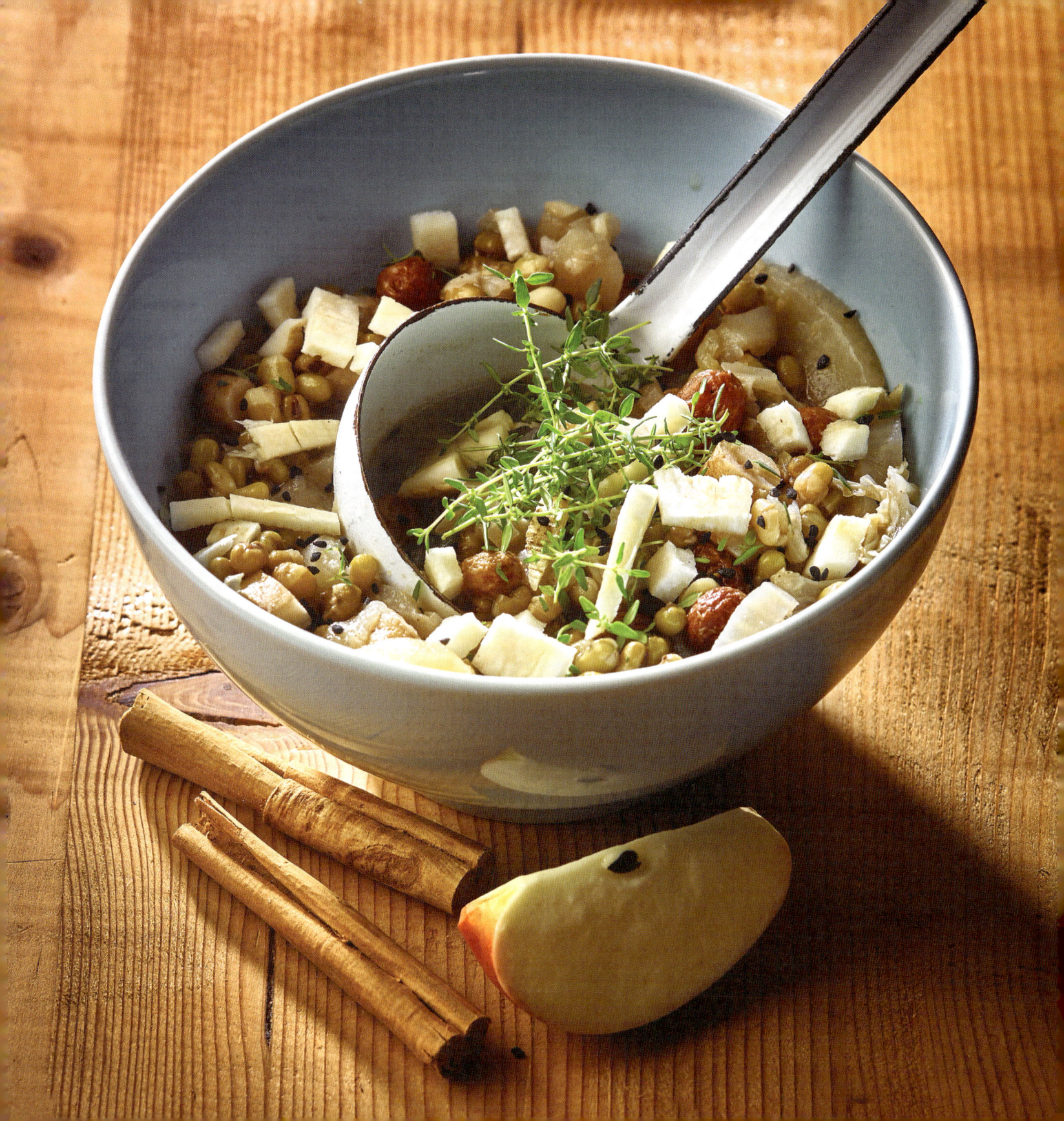

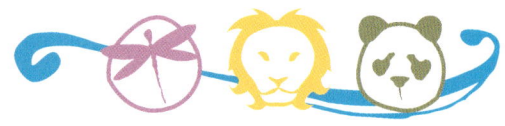

SOUP ROUGE
Panda-Variante: mit Chili

Zutaten:
150 g Mungbohnen
200 g Rote Rüben (Rote Beete)
30 g Dörrzwetschken (Dörrpflaumen)
1/2 Zwiebel, rot
2 Knoblauchzehen
1 EL Ghee
1 EL Gewürzmischung, typgerecht
650 ml Wasser, kochend
100 ml Granatapfelsaft, frisch oder ungesüßt
Salz
Thaibasilikum, rotviolett, frisch
Agavendicksaft, nach Geschmack
Chili, nach Bedarf

Mungbohnen am Vortag einweichen.

Zubereitung:
Rote Rüben (Rote Beete) schälen und grob raspeln. Dörrzwetschken (Dörrpflaumen) klein schneiden und Knoblauchzehen und Zwiebel fein hacken. Ghee in einem Topf schmelzen, die Gewürzmischung (z. B. Senfsamen, Galgant, Kurkuma, Kreuzkümmel, Paprika) kurz anrösten, Zwiebel und Knoblauch dazugeben. Wenn der Duft aufsteigt, die geraspelten Roten Rüben (Rote Beete) 1 bis 2 Minuten mitrösten.

In der Zwischenzeit die eingeweichten Mungbohnen in einem Sieb gut abwaschen, abtropfen lassen und in den Topf geben. Unterrühren und mit dem kochenden Wasser aufgießen. Pflaumen dazugeben und ca. 40 Minuten unter gelegentlichem Rühren zugedeckt köcheln lassen. Granatapfelsaft und Salz hinzufügen, gegebenenfalls mit etwas Agavendicksaft abschmecken. 5 bis 10 Minuten durchziehen lassen und mit klein gehacktem Thaibasilikum bestreut servieren. Bei Bedarf mit Chili nachwürzen.

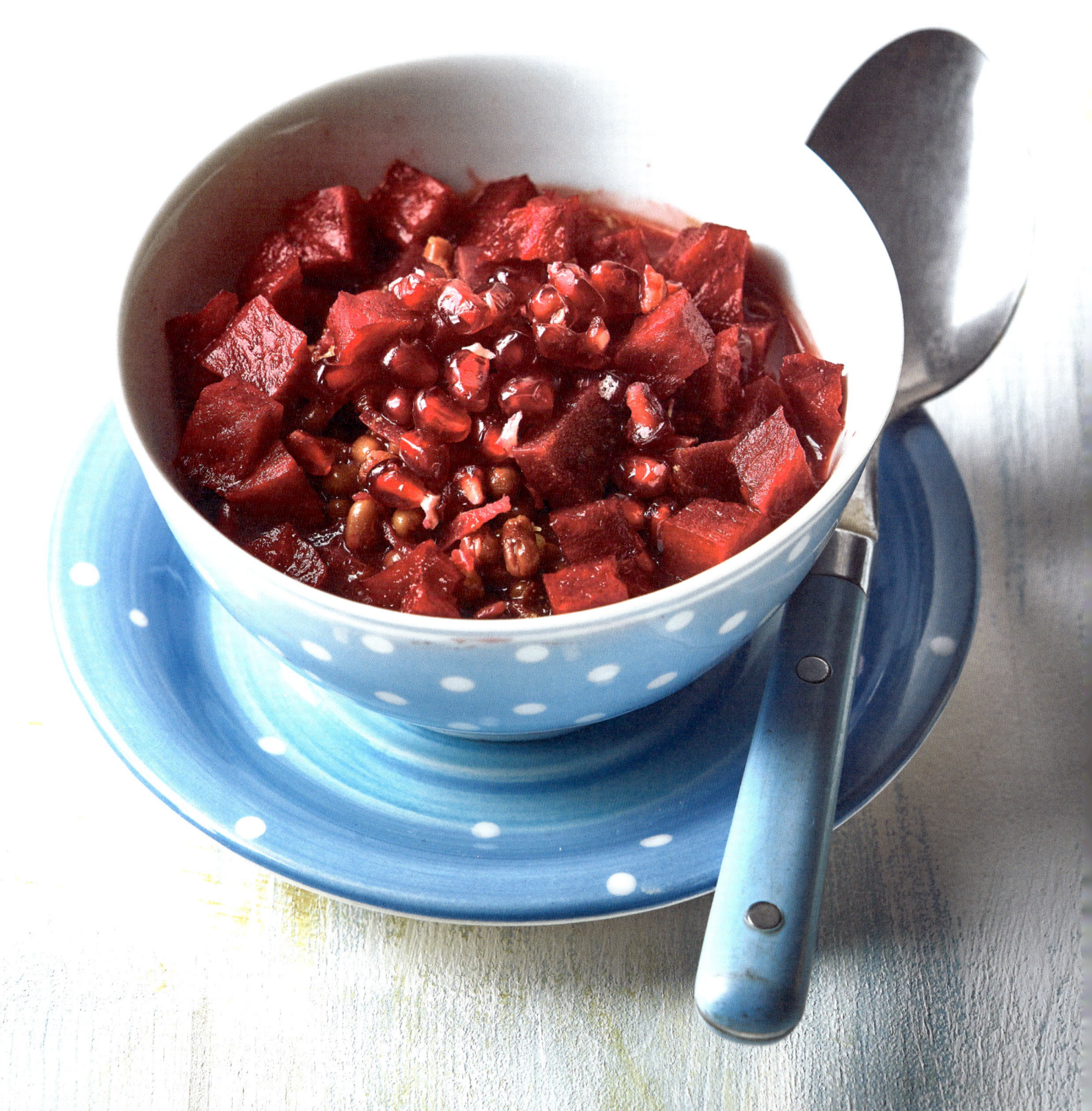

Tipp: Gute Resteverwertung!

PÜREE MIT GEGRILLTEM GEMÜSE

Zutaten:

250 ml Mungbohnensuppe, eingedickt,
nach Geschmack
1 Stange Lauch, klein
1 Karotte
1 Rote Rübe (Rote Beete)
1 Apfel
1 Pastinake
2 EL Ghee
Saft von 1/2 Zitrone
Salz
Pfeffer
Frische Kräuter, nach Verfügbarkeit

Zubereitung:

Gemüse und Apfel so gut wie möglich in lange, dünne Streifen schneiden. Ghee in einer beschichteten Pfanne erhitzen und das Gemüse und den Apfel scharf anbraten. Mit Zitronensaft ablöschen und mit Salz und Pfeffer würzen. Im Backofen bei 80 Grad Heißluft 30 Minuten nachtrocknen.

Mungbohnensuppe in der Zwischenzeit bei mittlerer Hitze im Topf erwärmen.

Das gegrillte Gemüse auf einem Teller als Nest anrichten, mit einem Eisportionierer kleine Hügel Mungbohnensuppe formen und auf die Gemüsenester setzen. Mit frischen Kräutern dekorieren und servieren.

Anmerkung: Die Mungbohnensuppe dickt nach einem halben Tag automatisch ein.

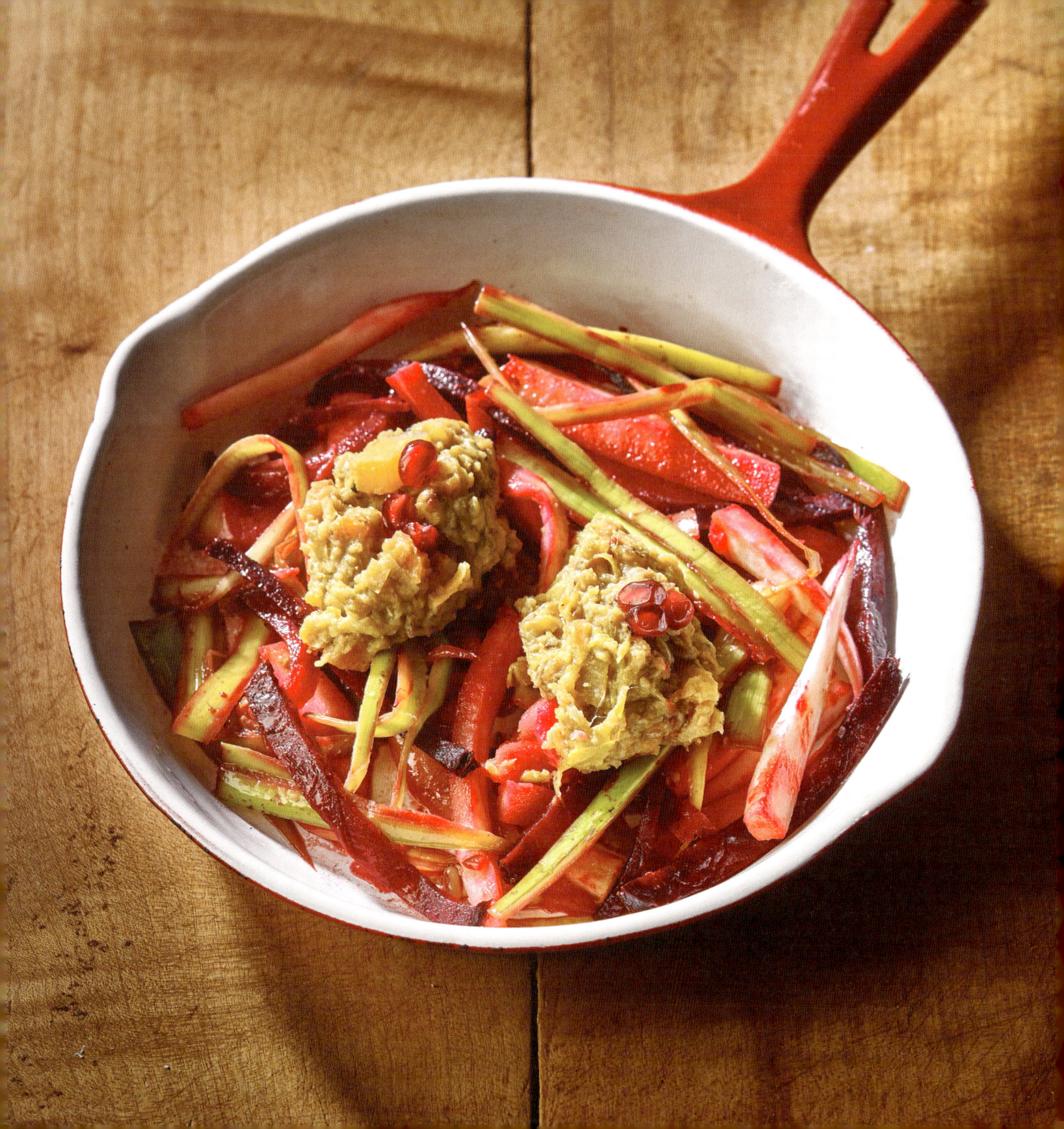

Tipp: Gute Resteverwertung!

GEFÜLLTE ZUCCHINI überbacken

Zutaten:

250 ml Mungbohnensuppe, eingedickt,
nach Geschmack
1 TL Ghee
Salz
2 kleine Zucchini
Schwarzkümmelsamen

Zubereitung:

Ghee in einer kleinen Pfanne schmelzen und mit Salz vermengen. Die Zucchini halbieren und mit einem Löffel leicht aushöhlen. Auf ein Backblech setzen und mit gesalzenem Ghee bepinseln.

Mit eingedickter Mungbohnensuppe (z. B. vom Vortag oder der vorhergehenden Mahlzeit) füllen. Mit Schwarzkümmel bestreuen und ca. 20 Minuten im Backofen bei 180 Grad überbacken.

Anmerkung: Die Mungbohnensuppe dickt nach einem halben Tag automatisch ein. (Für das Foto rechts wurden Reste von Soup rouge verwendet. Jedes andere Mungbohnensuppen-Rezept ist genauso gut geeignet.)

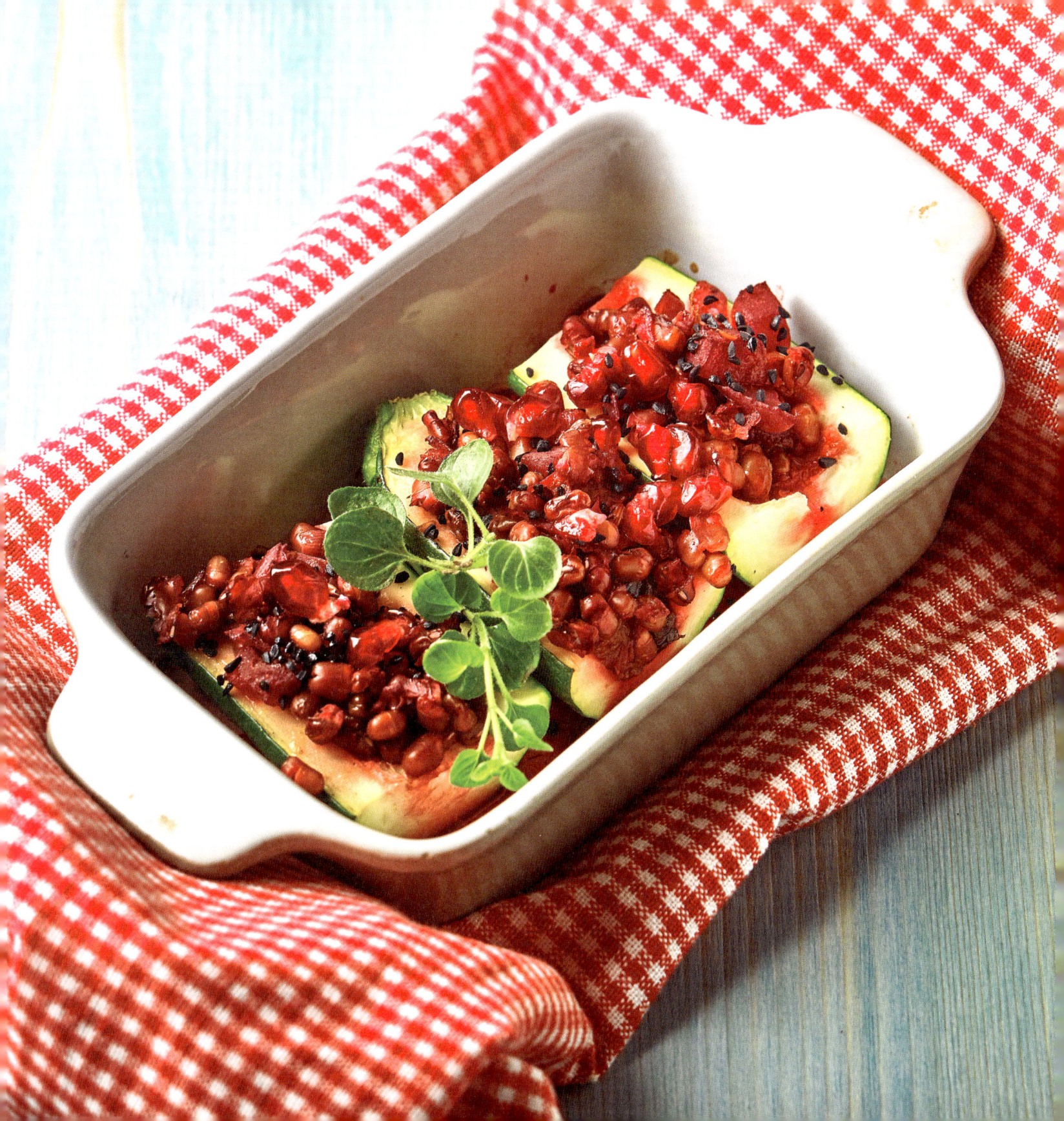

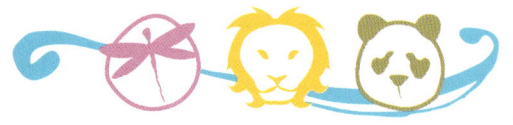

Tipp: Gute Resteverwertung!

MUNGO-TALER

Zutaten:

250 ml Mungbohnensuppe, eingedickt,
nach Geschmack
100 – 150 g Kichererbsenmehl
Salz
3 – 4 EL Ghee

Zubereitung:

Das Kichererbsenmehl langsam unter die Mungbohnensuppe rühren, bis sich eine teigige Konsistenz ergibt (es soll nicht zu trocken werden). Salz unterrühren.

Das Ghee in einer kleinen Pfanne schmelzen und heiß werden lassen. Mit einem Esslöffel Teig in die Pfanne setzen und flach drücken (Taler). Knusprig braten und wenden. Auch die 2. Seite knusprig braten. Warm stellen und mit grüner Soße servieren.

Anmerkung: Die Mungbohnensuppe dickt nach einem halben Tag automatisch ein.

GRÜNE SOSSE

Zutaten:

1 Bund Petersilie
1 Bund Kerbel
1 Bund Koriandergrün
1 Bund Basilikum
2 Knoblauchzehen
Salz
Pfeffer

Zubereitung:

Alle Zutaten mit etwas Wasser im Mixer zerkleinern.

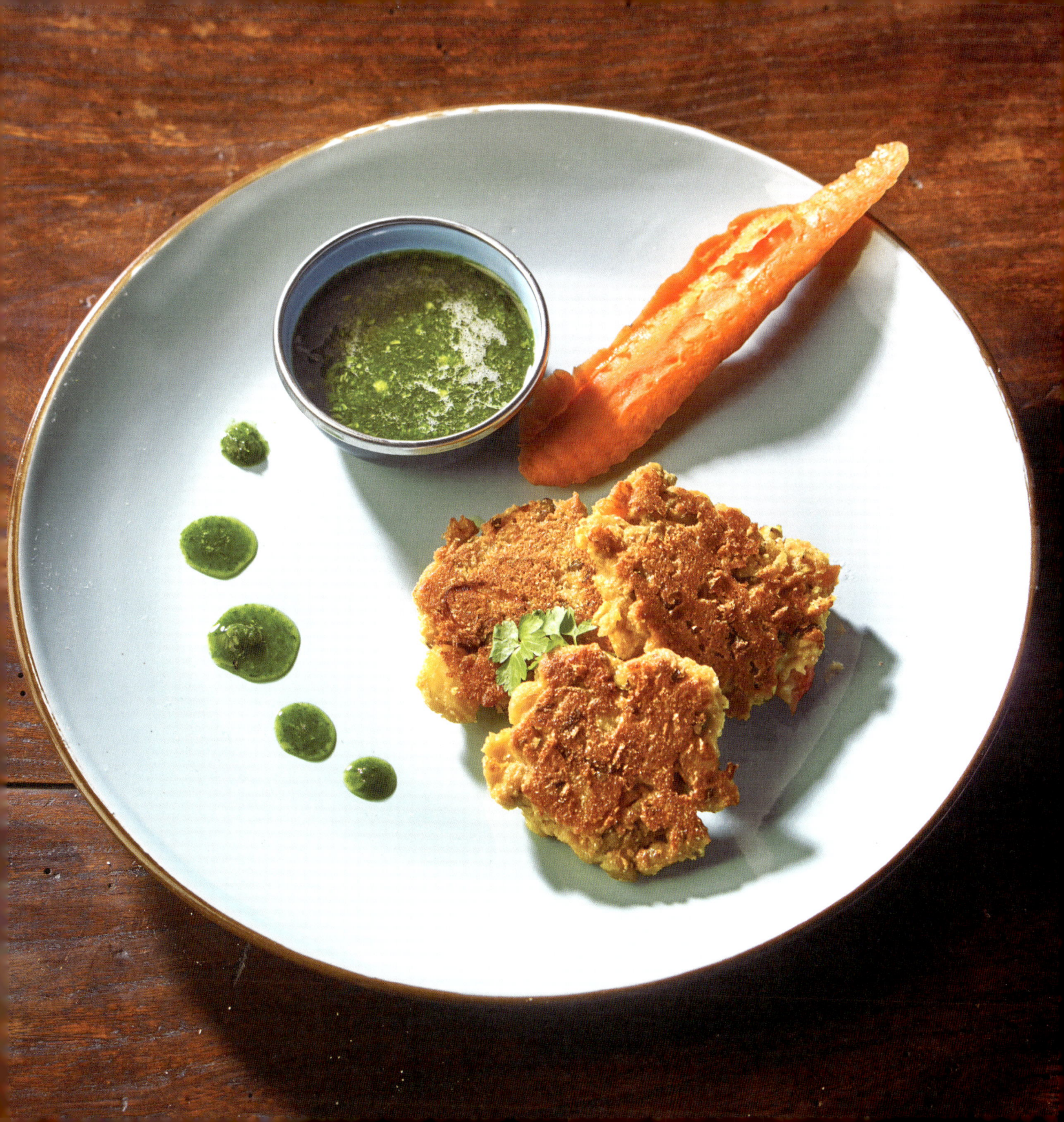

ROTE-LINSEN-SUPPE

Zutaten:

200 g Linsen, rot
1 EL Ghee
1 EL Gewürze, z. B. Kreuzkümmel, Kurkuma, Schwarzkümmel, Galgant, Bockshornklee, Koriander, Fenchel, Lorbeerblatt …
1 Zwiebel, rot
2 Knoblauchzehen
1 daumendickes Stück Ingwer, frisch
2 Karotten
650 ml Wasser, kochend
5 – 6 Datteln, entkernt
1 Lorbeerblatt, nach Belieben
100 ml Kokosmilch
Saft von 1 Zitrone
Salz
Pfeffer
Frische Kräuter, nach Belieben

Zubereitung:

Linsen in einem Sieb waschen und bereitstellen.

In einem Topf Ghee erhitzen, typgerechte Gewürze ganz oder gemörsert kurz anrösten. Zwiebel, Knoblauch und Ingwer klein hacken und dazugeben. Karotten klein würfelig schneiden und mit den roten Linsen mitrösten. Mit heißem Wasser aufgießen. Klein geschnittene Datteln und eventuell ein Lorbeerblatt mitköcheln lassen.

Die Suppe 30 Minuten kochen. Dann mit Kokosmilch, Zitronensaft, Salz, Pfeffer und mit frischen Kräutern abschmecken. Nach Belieben pürieren.

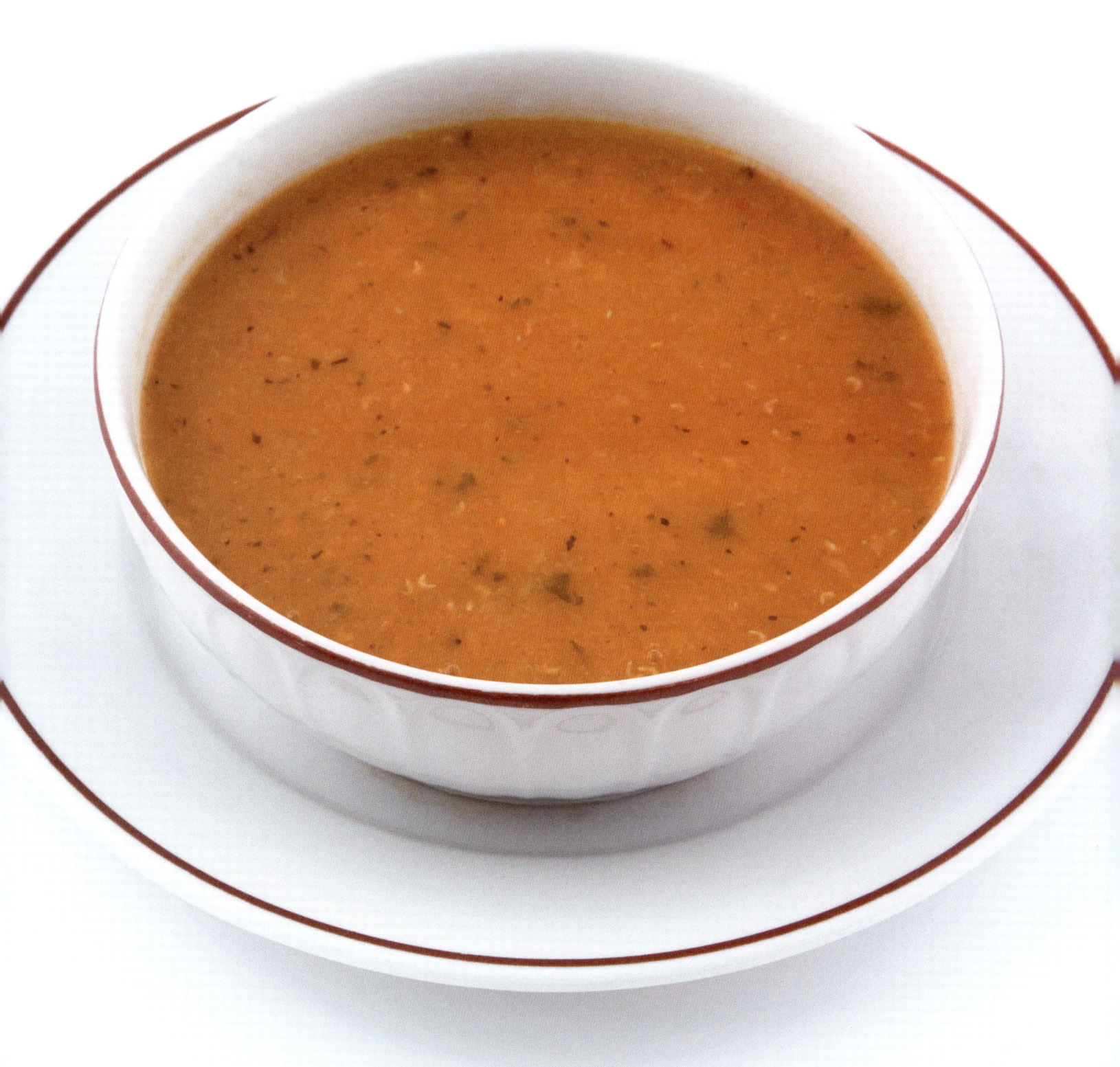

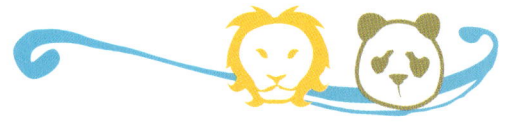

KRAUTSUPPE

Zutaten:

250 g Weißkraut
1/2 Zwiebel
1 Karotte
1 EL Ghee
600 ml Wasser, kochend
1 EL Gewürzmischung, typgerecht
1 EL Paprikapulver, edelsüß
Salz
Pfeffer

Zubereitung:

Das Weißkraut in feine Streifen schneiden, salzen und ca. 1 Stunde in einer Schüssel stehen lassen.

Die Zwiebel fein schneiden und die Karotte in Scheiben schneiden. Ghee in einem Topf erhitzen, nacheinander Gewürzmischung, Zwiebel, Karotte und Kraut zugeben und jeweils kurz anrösten. Mit dem kochenden Wasser aufgießen. Paprikapulver dazugeben und aufkochen lassen. Hitze reduzieren und ca. 40 Minuten köcheln lassen. Die Krautsuppe mit Salz und Pfeffer abschmecken.

KÜRBIS-FEUERSUPPE

Zubereitung:

Kürbis klein würfelig schneiden (diese Sorte muss nicht geschält werden). Apfel in Stücke, Schalotten und Ingwer klein würfelig schneiden. Ghee in einem großen Topf erhitzen. Chili, Ajowan, Asafoetida dazugeben und leicht rösten, Zwiebel und Ingwer zufügen und ebenfalls kurz rösten. Dann den Kürbis und den Apfel kurz mitrösten und mit heißem Wasser aufgießen. 20 bis 30 Minuten kochen lassen und mit Zitronensaft, Salz, Pfeffer und eventuell Agavendicksaft abschmecken. Mit Sellerieblättern servieren. Bei Bedarf mit Chili nachwürzen.

Zutaten:

1/2 Hokkaido-Kürbis
1 Apfel, klein
1 – 2 Schalotten
1 daumendickes Stück Ingwer, frisch
1 EL Ghee
1 TL Chilipulver
1/2 TL Ajowan
1 Prise Asafoetida
Saft von 1/2 Zitrone
600 ml Wasser, kochend
Schwarzer Pfeffer
Salz
Sellerieblätter
Agavendicksaft, nach Geschmack

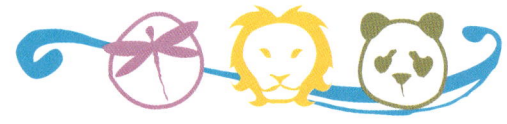

HÜHNERSUPPE
mit Ingwer und langem Pfeffer

Zutaten:

1 Suppenhuhn, klein
1 Bund Suppengemüse
1 Knoblauchzehe
2 daumendicke Stück Ingwer, frisch
3 – 5 Stück langer Pfeffer
(Stangenpfeffer), ganz
1 EL Liebstöckel (Maggikraut)
1 Ast Rosmarin, frisch
Salz
2 l Wasser, kalt

Zubereitung:

Alle Zutaten in einen Topf mit Wasser geben. Zum Kochen bringen und 2 bis 3 Stunden bei schwacher Hitze köcheln lassen. Nach Geschmack salzen und abseihen. Die Suppe kann pur getrunken oder gegessen werden.

Variante:

Das Gemüse mit einer Schaumkelle herausheben und klein schneiden, Huhn ebenfalls aus der Suppe nehmen und das Fleisch von den Knochen zupfen. In der Zwischenzeit Dinkelsuppennudeln nach Packungsanweisung in der Suppe kochen. Mit Fleisch und Gemüse anrichten und mit Schnittlauch bestreut servieren.

> **Tipp:** Hühnersuppe enthält den abschwellenden und entzündungshemmenden Eiweißbaustoff Cystein und Zink in gut verfügbarer Form. Diese Inhaltsstoffe helfen bei Erkältungen und mobilisieren unser Immunsystem. Wunderbar an kalten, nassen Tagen und wenn wir gerade geschwächt sind.

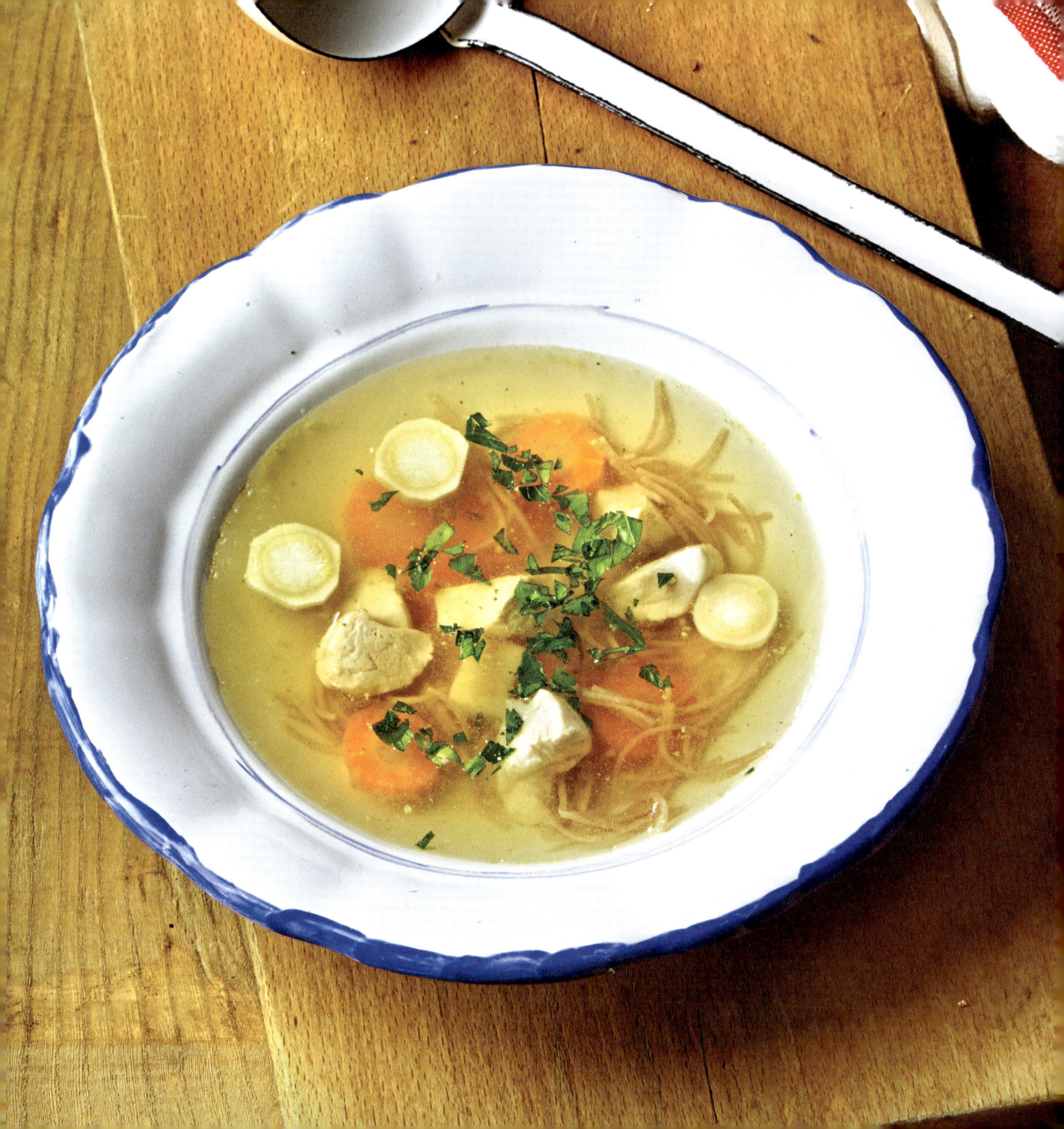

Kichadi ist eine leicht verdauliche Speise, die hilft, das Verdauungsfeuer wieder aufzubauen. Je nach Aufbautag werden unterschiedliche Mengen Wasser bzw. Extraghee für die innerliche Ölung beigegeben. Hier die Angaben:

Fastenbrechen: 650 ml Wasser

1. Aufbautag: 550 ml Wasser

2. Aufbautag: 500 ml Wasser + 1 Extralöffel Ghee nach dem Kochen

3. Aufbautag: 450 ml Wasser + 2 Extralöffel Ghee nach dem Kochen

Diese Rezepte sind auch für die Zeit NACH der Detox-Kur als leichte Alternativen geeignet, ebenso wie die „anderen Suppen" im Kapitel Mungbohnensuppen & andere Suppen.

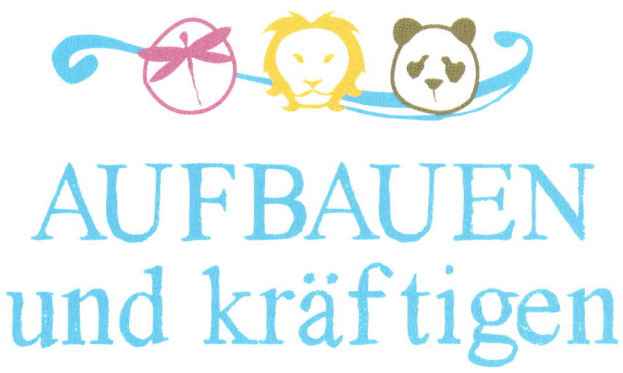

AUFBAUEN
und kräftigen

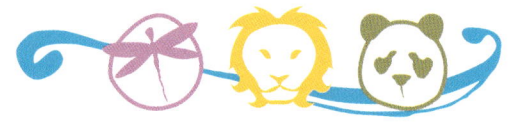

KICHADI
klassisch

Zutaten:

150 – 200 g Wurzelgemüse, nach Wahl
1 Zwiebel, klein
2 Knoblauchzehen
1 daumendickes Stück Ingwer, frisch
3 – 5 getrocknete Marillen(Aprikosen)
80 g Basmatireis
80 g Mungdal (geschälte Mungbohnen)
Ghee
Je ein 1 TL Kurkuma, Korianderpulver
und Kreuzkümmelpulver
1/4 TL schwarzer Pfeffer
1/8 TL Asafoetida
3 Lorbeerblätter
Salz
Saft von 1/2 Zitrone
Kräuter, frisch, nach Wahl

Zubereitung:

Wurzelgemüse in kleine Würfel schneiden, Zwiebel, Knoblauch und Ingwer fein hacken. Marillen (Aprikosen) klein schneiden. Reis und Mungdal gründlich waschen. Ghee in einer Pfanne erhitzen und die Gewürze darin kurz rösten. Darauf achten, dass diese nicht anbrennen – am besten, die Hitze etwas zurückdrehen. Dann Zwiebel, Ingwer und Knoblauch dazugeben. Alles goldbraun braten. Nun den Reis, Mungdal und das Gemüse hinzufügen und mit der jeweiligen Menge heißem Wasser aufgießen. Lorbeerblätter dazugeben.

Hitze höher drehen, bis alles gut köchelt, dann auf niedriger Stufe ca. 20 Minuten fertig kochen lassen. Zum Schluss mit Salz, Zitronensaft und frischen Kräutern abschmecken.

Je nach Kurplan Extraghee hinzufügen.

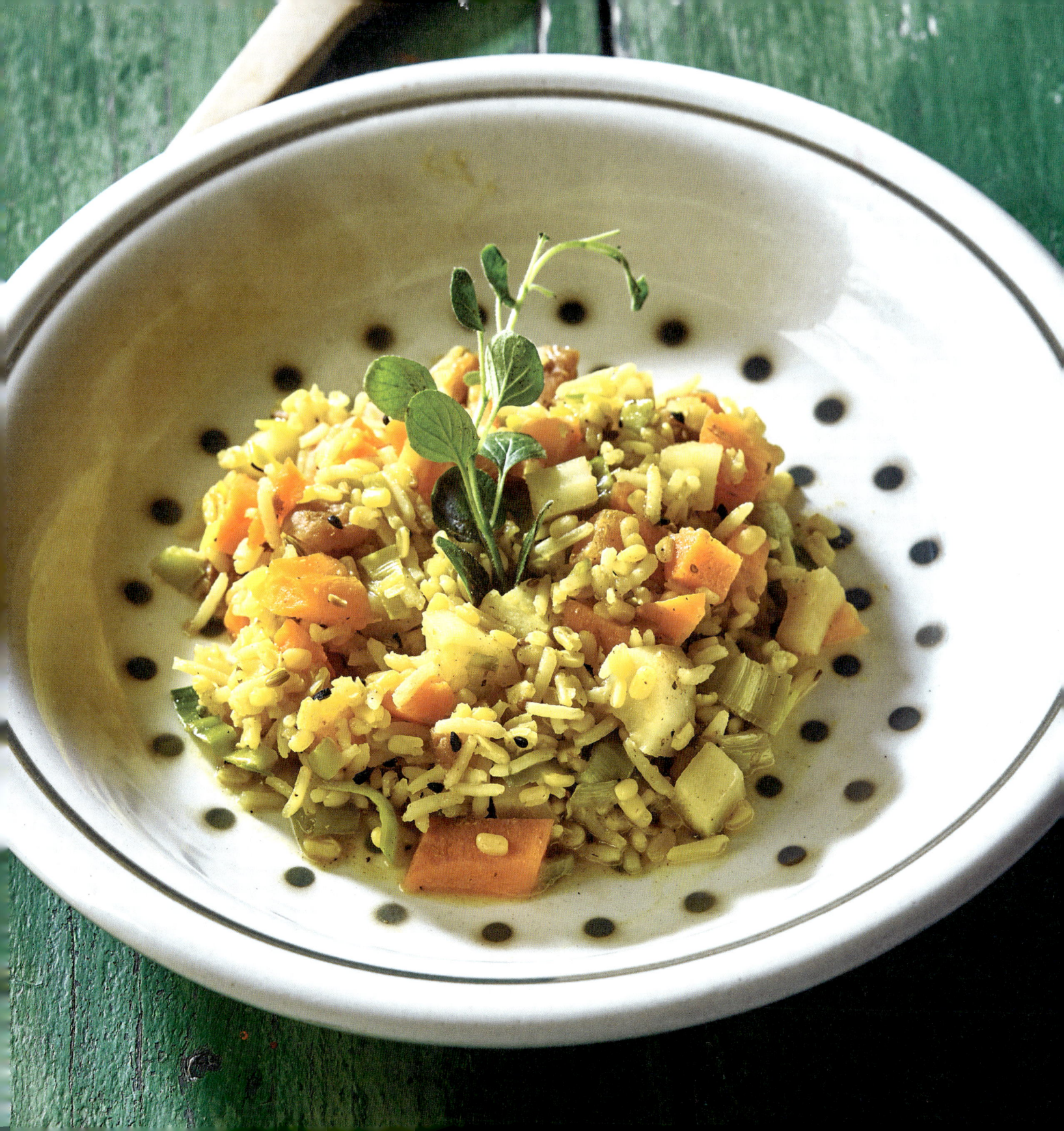

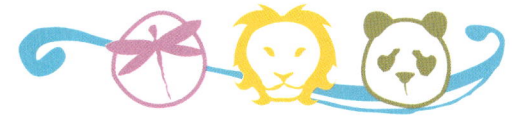

KICHADI
rouge

Zutaten:

200 g Rote Rüben (Rote Beete)
2 Schalotten
2 Knoblauchzehen
5 Dörrzwetschken (Dörrpflaumen)
80 g Basmatireis
80 g Mungdal (geschälte Mungbohnen)
Ghee
Je ein 1 TL Kurkuma, rotes Paprikapulver,
Senfsaat und Kreuzkümmelpulver
1/4 TL Chili
1/8 TL Asafoetida
3 Lorbeerblätter
Salz
100 ml Granatapfelsaft, frisch oder
ungesüßt
Thaibasilikum

Zubereitung:

Rote Rüben (Rote Beete) grob raspeln, Schalotten und Knoblauchzehen fein hacken, Dörrzwetschken (Dörrpflaumen) in Stücke schneiden. Reis und Mungdal gründlich waschen. Ghee in einer Pfanne erhitzen und die Gewürze darin kurz rösten. Darauf achten, dass diese nicht anbrennen – am besten, die Hitze etwas zurückdrehen. Dann gehackte Zwiebeln und Knoblauch dazugeben. Alles goldbraun braten. Nun den Reis, Mungdal und Rote Rüben (Rote Beete) hinzufügen und mit der jeweiligen Menge heißem Wasser aufgießen. Lorbeerblätter und Dörrzwetschken (Dörrpflaumen) hinzufügen und Hitze höher drehen, bis alles gut köchelt, dann auf niedriger Stufe ca. 20 Minuten fertig kochen lassen. Zum Schluss mit Salz und Granatapfelsaft abschmecken.

Je nach Kurplan Extraghee hinzufügen. Mit Thaibasilikum – in kleine Stücke gezupft – dekorieren und servieren.

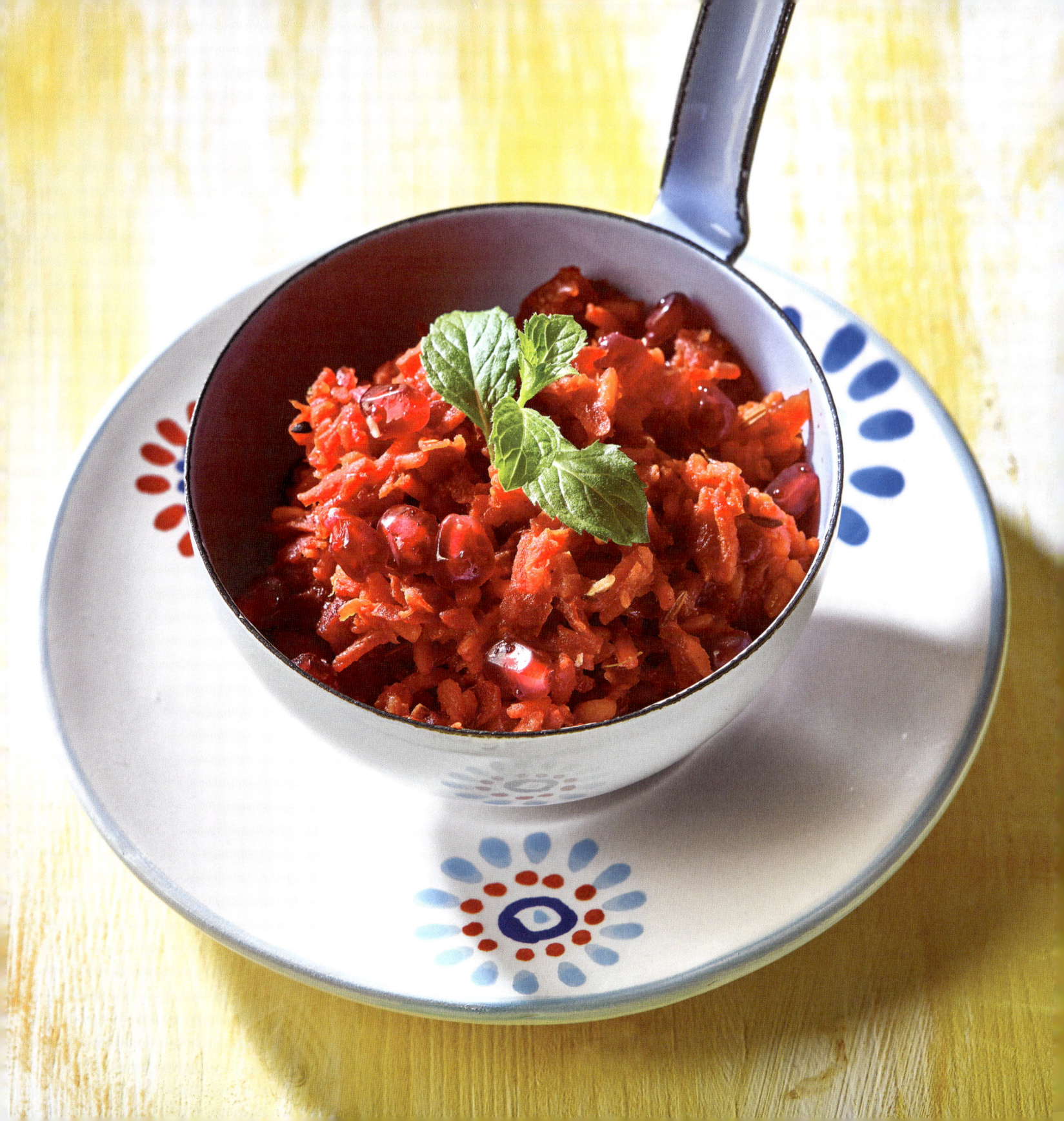

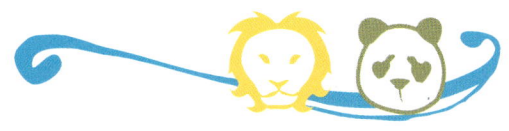

KICHADI
verde

Zutaten:

100 g Blattspinat
1 Zucchini, klein
2 Schalotten
2 Knoblauchzehen
5 Datteln
80 g Basmatireis
80 g Mungdal (geschälte Mungbohnen)
Je ein 1 TL Kurkuma, Senfsaat und
Kreuzkümmelpulver
1/4 TL Pfeffer, schwarz
1 EL Kräuter der Provence
1/8 TL Asafoetida
Salz
100 ml Apfelsaft, säuerlich
Ghee

Zubereitung:

Blattspinat in grobe Streifen schneiden, Zucchini in kleine Würfel schneiden, Schalotten und Knoblauchzehen fein hacken. Datteln ebenfalls in kleine Stücke schneiden. Reis und Mungdal gründlich waschen. Ghee in einer Pfanne erhitzen und die Gewürze darin kurz rösten. Darauf achten, dass diese nicht anbrennen – am besten, die Hitze etwas zurückdrehen. Dann gehackte Zwiebeln und Knoblauch dazugeben. Alles goldbraun braten.

Nun den Reis, Mungdal und das grüne Gemüse hinzufügen, kurz durchschwenken und mit der jeweiligen Menge heißem Wasser aufgießen. Kräuter unterrühren und Hitze wieder höher drehen, bis alles gut köchelt, dann auf niedriger Stufe ca. 20 Minuten fertig kochen lassen.

Zum Schluss mit Salz und Apfelsaft abschmecken. Je nach Kurplan Extraghee hinzufügen.

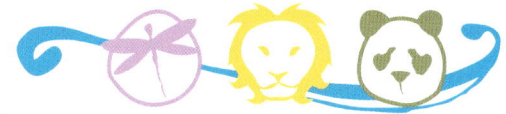

Tipp: Gute Resteverwertung!

MINI-KÜRBISSE MIT KICHADI
überbacken

Zutaten:

2 kleine Patisson-Kürbisse,
Durchmesser ca. 12 cm
2 EL Ghee
Grillsalz, ohne zugesetzte
Geschmacksverstärker (!)
250 g Kichadi, z. B. Kichadi klassisch

Zubereitung:

Die UFO-förmigen Kürbisse horizontal in 2 Hälften schneiden, mit einem Esslöffel aushöhlen. Das Fruchtfleisch kann für andere Suppen oder Gerichte im Kühlschrank 1 bis 2 Tage aufbewahrt werden. Ghee in einer kleinen Pfanne schmelzen und mit dem Grillsalz vermischen. Kürbisse innen und außen mit der Ghee-Salz-Mischung bepinseln, mit dem Kichadi füllen und ca. 30 Minuten bei 180 Grad im Backofen backen.

KNUSPERREIS
mit glasierten Karotten in Sahnesauce

Zutaten:

200 g Basmatireis
Salz
2 große Karotten
2 EL Schlagobers (Schlagsahne)
2 EL Agavendicksaft
Saft von 1/2 Zitrone
Pfeffer, grob
Fleur de Sel

Zubereitung:

Basmatireis nach Packungsangabe mit etwas Salz gar kochen.
Karotten in Stifte oder in schräg geschnittene Scheiben schneiden. Schlagobers (Schlagsahne) und Agavendicksaft in einer beschichteten Pfanne aufkochen lassen, Karotten dazugeben und bei mittlerer Hitze so lange kochen lassen, bis die Flüssigkeit verdampft bzw. die Masse eingedickt ist. Mit Pfeffer und Fleur de Sel würzen.

Den gut gekochten Reis in eine beschichtete Pfanne (Durchmesser ca. 20 cm) geben und 5 Minuten mit starker Hitze an der Unterseite knusprig braten. Stürzen, in Tortenstücke schneiden und mit den glasierten Karotten servieren.

SAFRANRISOTTO

Zutaten:

650 ml Wasser, kochend
2 EL Biogemüsebrühe
10 – 12 Safranfäden
100 g Butter
1 Zwiebel oder 2 – 3 Schalotten
200 g Risottoreis
200 ml Apfelsaft, naturtrüb
Schnittlauch, frisch

Zubereitung:

Kochendes Wasser in einem Krug mit Gemüsebrühe und Safranfäden vermischen. Zur Seite stellen.
Butter in einem schweren Topf schmelzen lassen.

Zwiebel anrösten, bis sie glasig sind. Reis dazugeben und ebenfalls kurz glasig dünsten. Mit Apfelsaft und 2 Schöpflöffeln Brühe-Safran-Wasser ablöschen und umrühren. Zudecken. Bei schwacher Hitze dünsten.

Nach 5 Minuten erneut Brühe zugeben, gut unterrühren und zudecken. Weiter so vorgehen, bis die gesamte Brühe zugegeben worden ist und der Reis gut bissfest und schön cremig ist. Mit klein geschnittenem Schnittlauch garnieren und gleich servieren.

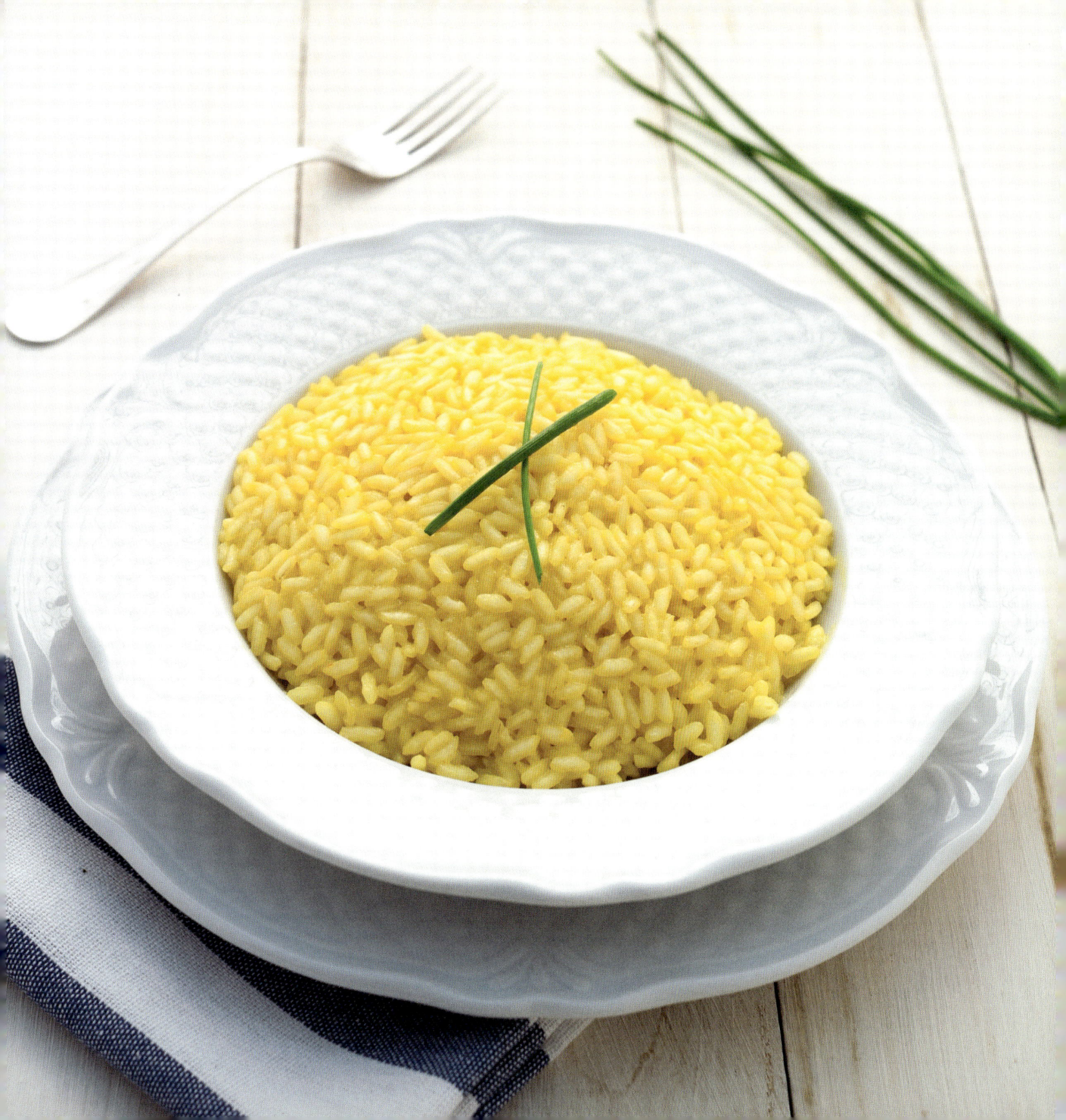

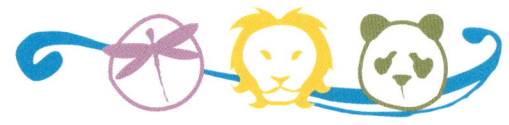

DINKELNUDELN
mit Wurzelgemüse und Granatapfel

Zutaten:

150 g Dinkelnudeln
1 Bund Wurzelgemüse bzw.
Suppengemüse (Lauch,
Petersilie, Karotten ...)
1 EL Ghee
100 ml Granatapfelsaft, frisch
oder ungesüßt
Salz
Pfeffer
Granatapfelkerne, zum Dekorieren

Zubereitung:

Wurzelgemüse bzw. Suppengemüse grob raspeln, Lauch und Petersiliengrün in feine Streifen schneiden.

Die Dinkelnudeln laut Packungsanweisung in Wasser gar kochen.

Währenddessen Ghee in einer Pfanne schmelzen, Suppengemüse 5 Minuten unter Rühren darin anrösten, mit Granatapfelsaft ablöschen und weitere 10 Minuten bei starker Hitze reduzieren lassen. Mit Salz und Pfeffer abschmecken, Granatapfelkerne drüberstreuen und servieren.

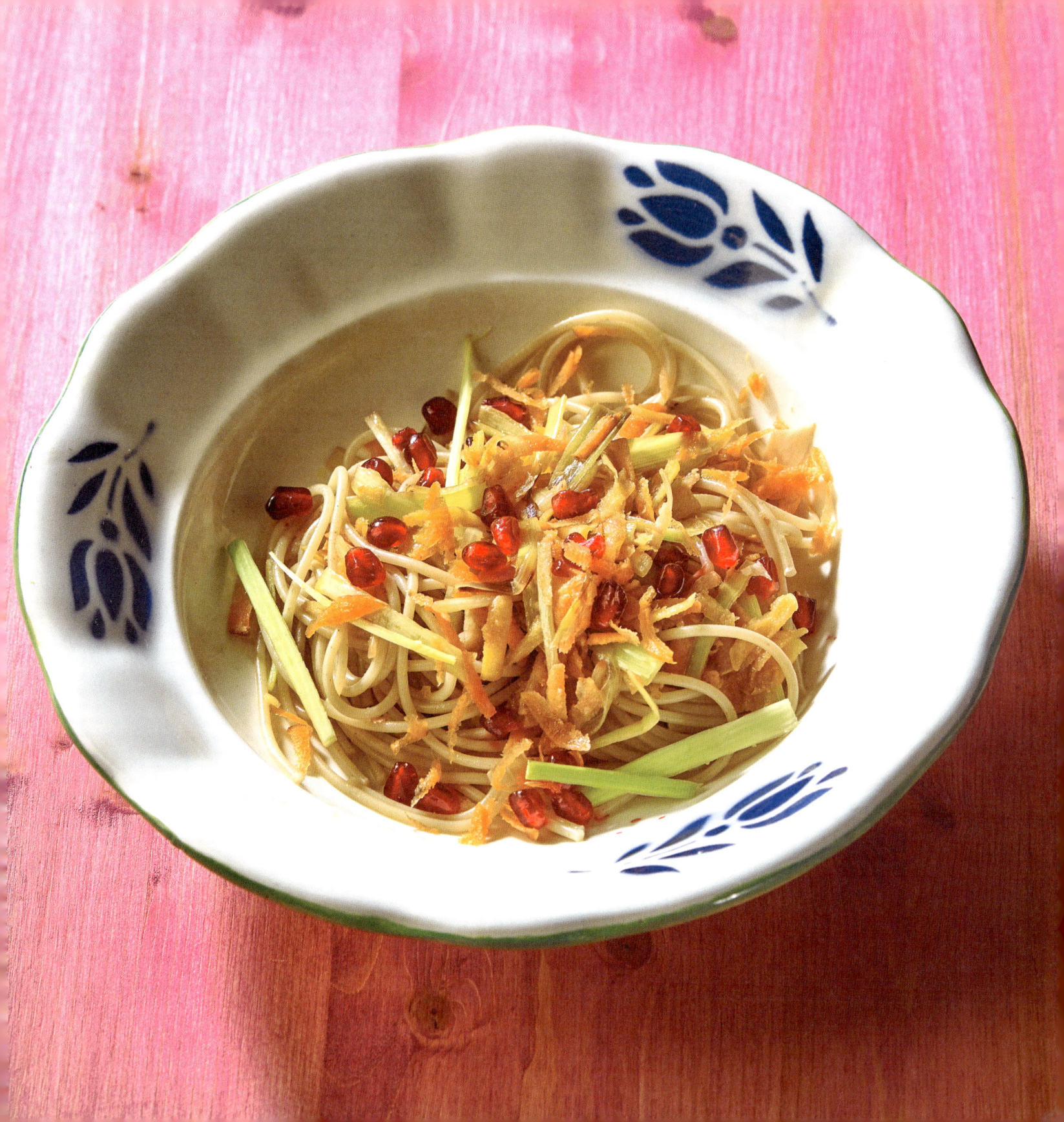

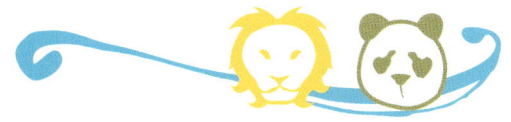

SPINAT-MANGOLD-GEMÜSE
mit Dinkelreis und Schafskäse

Zutaten:

2 Schalotten
400 g Blattspinat, frisch
5 – 6 Mangoldblätter
2 Karotten, lang, schmal
400 g Dinkelreis (polierter Dinkel, Perldinkel)
250 g Schafskäse, mild
1 EL Gewürzmischung, typgerecht
2 EL Ghee
Salz
Saft von 1/2 Zitrone
1 EL Agavendicksaft
Pfeffer

Zubereitung:

Schalotten fein würfeln, Spinat und Mangold in feine Streifen schneiden, Karotten in Scheiben schneiden, Schafskäse würfelig schneiden.

1 EL Ghee in einem Topf zergehen lassen, Dinkelreis kurz rösten und mit der eineinhalbfachen Menge heißem Wasser aufgießen. Nach Geschmack salzen und die Karottenscheiben dazugeben, umrühren und zugedeckt dünsten lassen, bis der Reis das Wasser aufgenommen hat.

1 weiterer EL Ghee in einer großen Pfanne zergehen lassen, Gewürzmischung dazugeben und kurz rösten, Schalotten ebenfalls mitrösten, dann den Mangold hinzufügen und umrühren. Mit etwas heißem Wasser aufgießen und 5 Minuten zugedeckt dünsten. Spinat hinzufügen und weitere 10 Minuten dünsten. Gemüse salzen, mit Agavendicksaft, Pfeffer und Zitronensaft abschmecken. Dinkelreis und Mangold-Spinat anrichten, mit Schafskäse bestreut servieren.

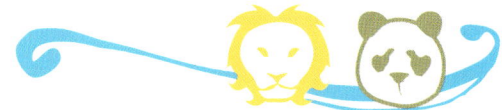

POLENTA-SCHNITZEL
mit Kohlsprossen

Zubereitung:

Wasser in einen Topf geben, salzen und Polenta (Maisgries) und Kurkuma einrühren. Aufkochen lassen und unter ständigem Rühren 5 Minuten kochen lassen. Zur Seite stellen und ca. 10 Minuten quellen lassen.

Die Polenta (Maisgries) auf einen Teller oder eine rechteckige Servierplatte geben und glatt streichen (die Masse soll ca. 1,5 cm hoch sein). Auskühlen und fest werden lassen.

Nun die Kohlsprossen (Rosenkohl) halbieren, Schalotten fein hacken und den Pfeffer grob im Mörser zerstoßen. 2 EL Ghee in einer Pfanne schmelzen, Schalotten und Pfeffer anrösten. Kohlsprossen (Rosenkohl) dazugeben und weitere 2 bis 3 Minuten scharf anbraten. Hitze reduzieren, zudecken und Kohlsprossen (Rosenkohl) bei gelegentlichem Umrühren 20 Minuten dünsten. Sie sollen weich, aber noch knackig sein.

Die inzwischen erkaltete Polenta (Maisgries) in rechteckige Stücke schneiden, 1 EL Ghee in einer Pfanne erhitzen und die Scheiben beidseitig knusprig anbraten.

Polenta (Maisgries) mit den Kohlsprossen (Rosenkohl) servieren.

Zutaten:

450 ml Wasser
Salz
150 g Polenta (Maisgries)
1 TL Kurkuma
200 g Kohlsprossen (Rosenkohl), frisch
2 Schalotten
Pfeffer, ganz
3 EL Ghee

KICHADI-BURGER
mit gegrilltem Gemüse

Zutaten:

1 Stange Lauch, klein
1 Karotte
1 Pastinake
1 Petersilienwurzel
2 EL Ghee
1 EL Gewürzmischung, typgerecht
Salz
250 g Kichadi, z. B. Kichadi klassisch
2 Dinkelweckerl (Dinkelbrötchen)

Zubereitung:

Gemüse putzen und längs in dünne Streifen schneiden. (Bei Wurzelgemüse gelingt das gut mit einem Sparschäler.) Ghee in einer Pfanne schmelzen, die Gewürzmischung anrösten und Salz hinzufügen. Das fein geschnittene Gemüse in der Gewürzmischung wenden, bis alle Bereiche damit benetzt sind. Das Gemüse auf einem mit Backpapier belegten Backblech gleichmäßig verteilen und bei 200 Grad ca. 20 Minuten mit Ober- und Unterhitze braten.

In der Zwischenzeit das fertige Kichadi bei mittlerer Hitze im Topf aufwärmen. Nach 20 Minuten die Dinkelweckerl (Dinkelbrötchen) horizontal halbieren und mit der Innenseite nach oben zum Gemüse in den Ofen setzen. Den Backofen auf Grillfunktion umstellen und alles zusammen 5 Minuten übergrillen. Das Blech aus dem Ofen nehmen und das Kichadi auf die Unterseiten der Weckerl (Brötchen) verteilen. Gemüse darauf drapieren und mit der Oberseite der Weckerl (Brötchen) bedecken.

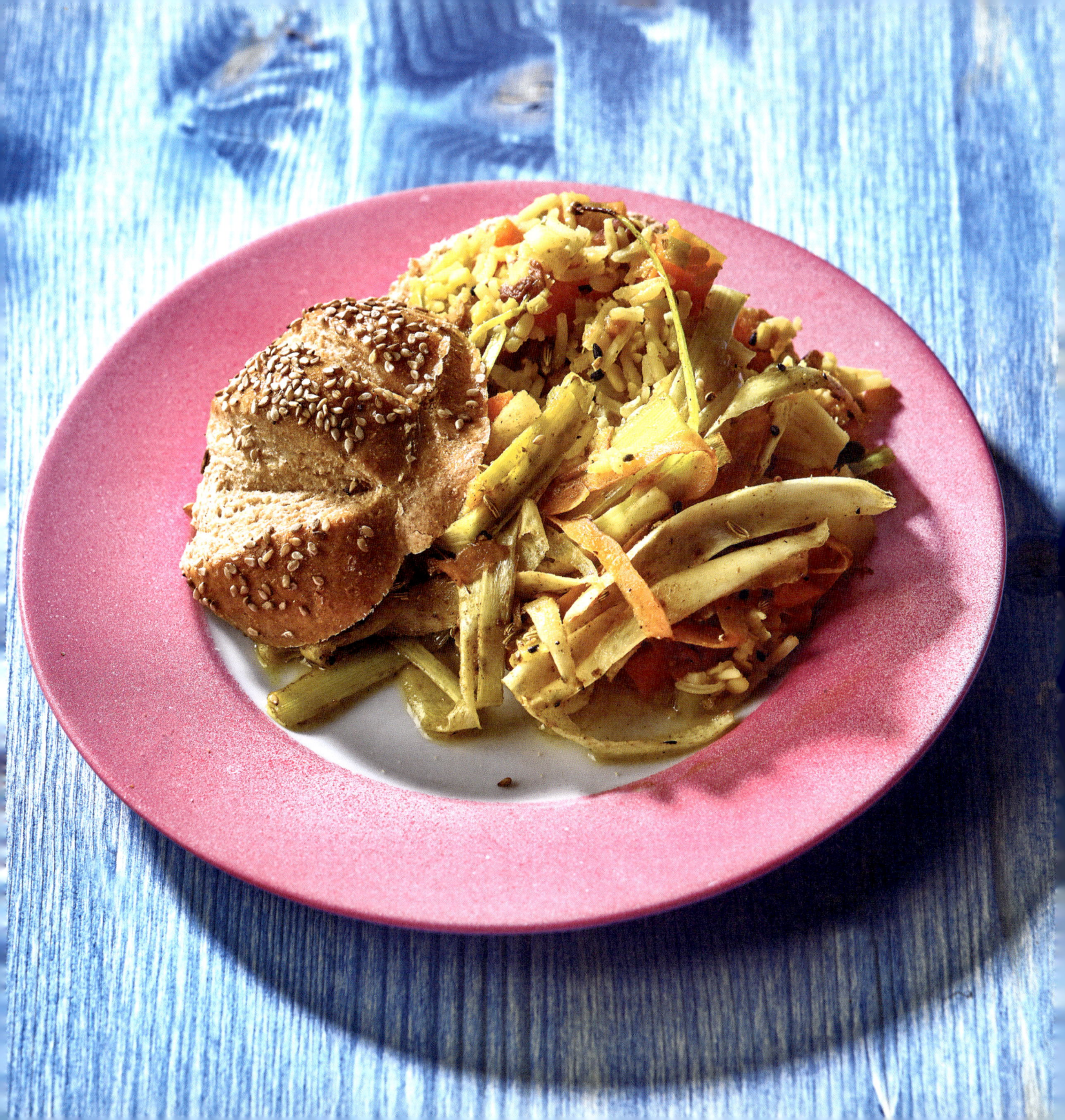

SCHWARZKÜMMEL-KARTOFFELN
mit Minz-Raita

Zutaten:

500 g Kartoffeln, fest kochend
2 EL Ghee
2 EL Olivenöl
Salz
2 EL Schwarzkümmel
1 Bund Minze, frisch
1 TL Bockshornkleesamen
200 ml Naturjoghurt
Salz
Pfeffer

Zubereitung:

Kartoffeln in Scheiben schneiden. Ghee in einem kleinen Topf schmelzen, mit Olivenöl und Salz vermischen. Kartoffeln auf ein Backblech setzen und mit der Ghee-Öl-Salz-Mischung bepinseln. Mit Schwarzkümmel bestreuen und bei 200 Grad ca. 30 Minuten im Backofen goldbraun backen. Mit einer Gabel in die dickeren Scheiben stechen, um zu überprüfen, ob sie schon weich sind.

Während die Kartoffeln im Ofen sind, die Minze fein hacken, Bockshornkleesamen in einer Gewürzmühle (geht schneller) oder im Mörser zerkleinern. Für das Raita Joghurt, Minze, Bockshornklee glatt rühren, mit Salz und Pfeffer abschmecken. Kartoffeln mit dem Minz-Raita servieren.

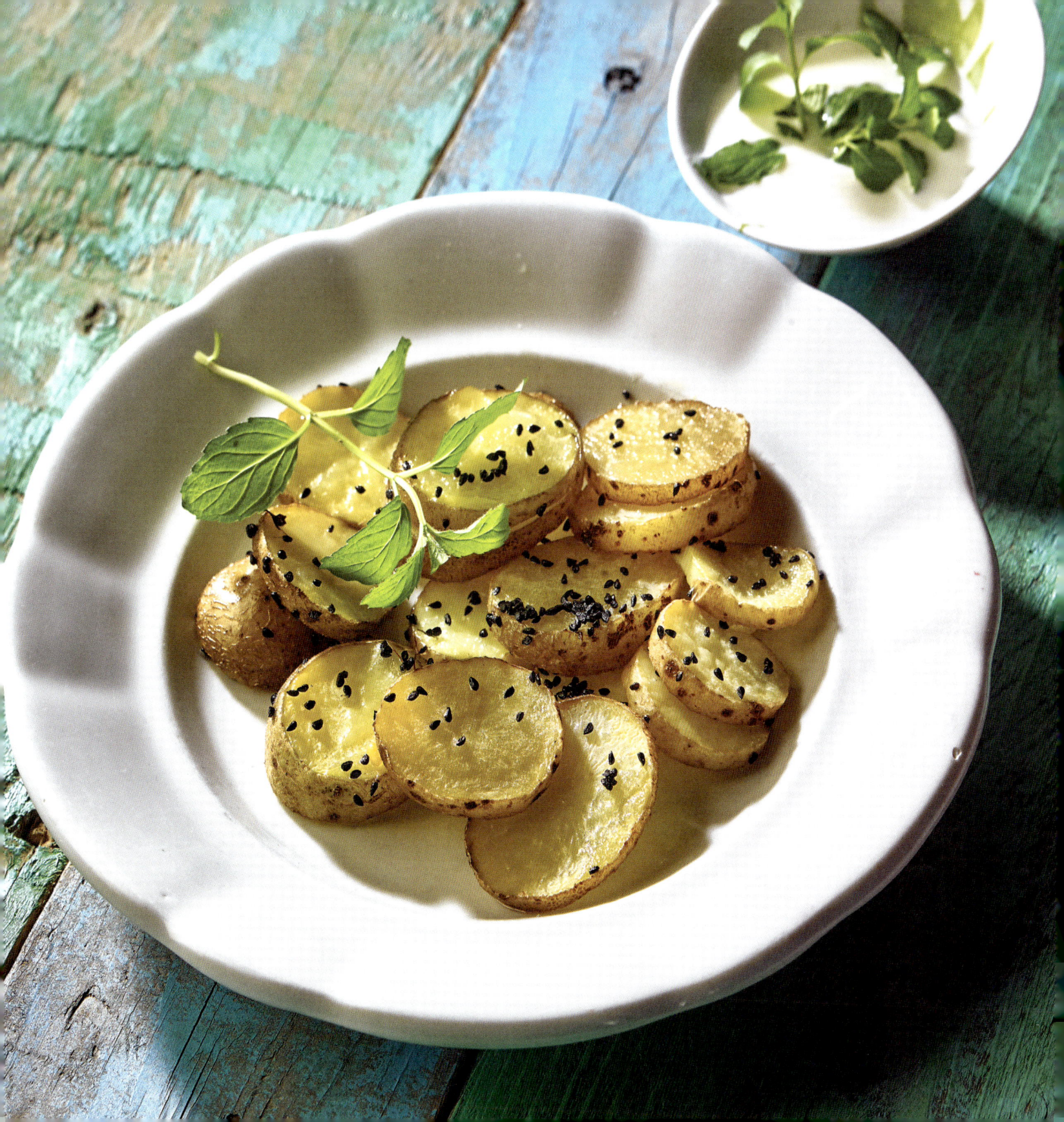

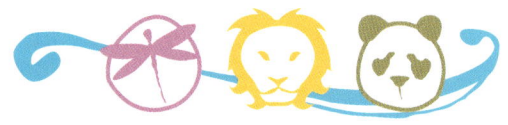

KICHERTALER
mit Apfel-Chutney

Zutaten:

2 Karotten
1 Zucchini, klein
150 g Kichererbsenmehl
Salz
1 TL Kurkuma
1 EL Schwarzkümmel
1 EL Oregano
1 TL Kreuzkümmel, gemahlen
200 ml Wasser
3 EL Ghee

Zubereitung:

Karotten und Zucchini fein raspeln. Kichererbsenmehl, Salz und Gewürze mit Wasser zu einem glatten Teig verrühren. Gemüse unterheben. Ghee in einer beschichteten Pfanne erhitzen. Mit einem Löffel kleine Taler vom Teig abstechen und in die Pfanne setzen. Von beiden Seiten goldbraun braten.

APFEL-CHUTNEY

Zutaten:

2 Äpfel
Saft von 1/2 Zitrone
1/2 Zwiebel, groß
100 ml Wasser
40 ml Apfelessig
40 g Rohrohrzucker
1/2 EL Salz
1/2 TL Kreuzkümmel
1/2 TL Senfkörner
1 1/2 Lorbeerblätter
50 g Rosinen

Zubereitung:

Die Äpfel schälen, entkernen und in Stücke schneiden. Mit Zitronensaft beträufeln. Zwiebel grob würfeln. Wasser, Essig, Zucker, Salz, Kreuzkümmel, Senfkörner und Lorbeerblätter aufkochen. Die Äpfel mit dem Zitronensaft und den Rosinen dazugeben und alles bei mittlerer Hitze 30 Minuten nicht zugedeckt köcheln lassen, bis das Chutney etwas eingedickt ist.

Kichertaler mit Chutney in einer Extraschüssel zum Dippen servieren.

KAROTTEN-HALVA
Dessert

Zutaten:
1 kg Karotten
2 EL Ghee
1 Handvoll Dinkelgrieß
250 ml Schlagobers (Schlagsahne)
Etwas Wasser
1 EL Zucker
1 TL Bourbon-Vanillezucker
3 Prisen Kardamom
2 EL Ahornsirup
1 TL Zitronensaft

Zubereitung:

Karotten schälen und fein raspeln. Ghee in einer Pfanne heiß werden lassen. Die richtige Hitze ist erreicht, wenn es beim Eintauchen eines Holzlöffels leicht brutzelt. Die Karotten im heißen Ghee ca. 10 Minuten anschwitzen, bis sie zu karamellisieren beginnen. Bei Bedarf Ghee hinzufügen (damit nichts anbrennt).

Dinkelgrieß in einem Topf erwärmen. Unter ständigem Rühren Schlagobers (Schlagsahne), Zucker und nach Bedarf Wasser (um die Masse wieder „geschmeidig" zu bekommen, wenn sie zu dick zum Rühren wird) hinzufügen. Karotten zugeben und nach Geschmack Bourbon-Vanillezucker, Kardamom, Zitronensaft und Ahornsirup unterrühren, bis eine zähe Masse entsteht.

Karotten-Halva mit einem Eisportionierer anrichten und servieren.

DANKE

Meinen Lehrerinnen und Lehrern,
Weggefährtinnen und Weggefährten und allen,
die ich bis jetzt bei der Detox-Kur begleiten durfte.
Ich habe alles von euch gelernt.

Martin – für alles.
Mona und Berti – für eure Geduld.
Elke, Jörg, Gerti und Kerstin – ihr habt zu Klarheit verholfen.

ANHANG

BUCHTIPPS

Andreas Moritz:
Die wundersame Leber- & Gallenblasenreinigung.
Ein kraftvolles Verfahren zur Verbesserung
Ihrer Gesundheit und Vitalität.

Giulia Enders:
Darm mit Charme. Alles über ein unterschätztes Organ.

Ana T. Forrester:
Die Yoga-Kriegerin.
Power für Körper und Seele mit Forrest Yoga.

WEBLINKS UND BEZUGSQUELLEN

www.detox-typgerecht.com

www.akasha.co.at

www.ayurveda-marktplatz.de

www.keralaayurvedashop.com

shop.gewusstwie.at